治愈一颗心

剑桥心脏外科大师的
内心独白

The Angina Monologues
Stories of Surgery for Broken Hearts

〔英〕萨梅尔·纳西夫　著

徐志云　主审

杨　岷　王　峰　主译
杨明烽　林　雷

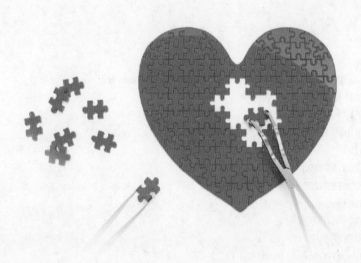

天津出版传媒集团

天津科技翻译出版有限公司

著作权合同登记号：图字：02-2020-149

图书在版编目(CIP)数据

治愈一颗心：剑桥心脏外科大师的内心独白／(英)
萨梅尔·纳西夫(Samer Nashef)著；杨岷等主译. —
天津：天津科技翻译出版有限公司，2022.11
书名原文：The Angina Monologues:Stories of
Surgery for Broken Hearts
ISBN 978-7-5433-4246-0

Ⅰ.①治… Ⅱ.①萨… ②杨… Ⅲ.①心脏外科手术
-普及读物 Ⅳ.①R654.2-49

中国版本图书馆 CIP 数据核字(2022)第 080612 号

THE ANGINA MONOLOGUES : STORIES OF SURGERY FOR BROKEN HEARTS
by SAMER NASHEF
Copyright ⓒ SAMER NASHEF 2019
This edition arranged with Louisa Pritchard Associates & The Science Factory Limited
through BIG APPLE AGENCY,LABUAN,MALAYSIA
Simplified Chinese edition copyright:
2022 TIANJIN SCIENCE & TECHNOLOGY TRANSLATION & PUBLISHING CO., LTD.
All rights reserved.

授权单位：Louisa Pritchard Associates & The Science Factory Limited
出　　版：天津科技翻译出版有限公司
出 版 人：刘子媛
地　　址：天津市南开区白堤路 244 号
邮政编码：300192
电　　话：(022)87894896
传　　真：(022)87893237
网　　址：www.tsttpc.com
印　　刷：天津新华印务有限公司
发　　行：全国新华书店
版本记录：710mm×1000mm　16 开本　17.25 印张　200 千字
　　　　　2022 年 11 月第 1 版　2022 年 11 月第 1 次印刷
　　　　　定价：58.00 元

(如发现印装问题，可与出版社调换)

主译简介

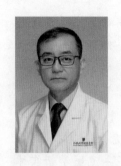

杨 岷 江南大学附属医院心脏大血管外科主任，主任医师，学科带头人，硕士生导师，医学博士。担任亚洲心脏瓣膜病学会中国分会委员，中国研究型医院学会心脏瓣膜病学专业委员会委员，中国医师协会腔内血管学专业委员会、心脏瓣膜疾病专业委员会委员，江苏省医学会胸心血管外科分会委员，江苏省医师协会心血管外科分会委员。曾在中国人民解放军总医院、德国 Klinikum Oldenburg 心脏中心、意大利 Tuscany 心脏中心、英国伦敦帝国理工学院附属 Hammersmith 医院心脏外科研修。累计完成心血管外科手术 2300 余例，并在 *JBMR-B*、*Tissue Engineering*、*Artificial Organs*，以及《中华实验外科杂志》等杂志发表相关论文 40 余篇，累计 SCI IF>10分。

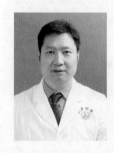

王 峰 遵义医科大学第二附属医院胸心血管外科主任，副主任医师，硕士生导师，医学博士。担任贵州省医学会胸心血管外科分会委员，贵州省医学会医疗事故技术鉴定专家库成员，遵义市医学会胸心血管外科分会常务委员。曾主持"干细胞免疫耐受心脏移植"相关的国家自然科学基金项目 1 项，获授权发明专利及实用新型专利 30 余项，获江西省科技进步奖二等奖，并在 2017 年全国三甲医院手术技能比赛中获优胜奖(全国前十名)。

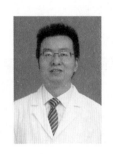

杨明烽 温州医科大学附属东阳医院心脏外科副主任医师，医学硕士。担任浙江省医学会胸心外科分会青年委员。曾在首都医科大学附属北京安贞医院、中国台湾台中荣民总医院、美国马萨诸塞大学医学院附属医院、英国伦敦帝国理工学院附属 Hammersmith 医院参访和进修。在《中华医学杂志》等医学杂志发表学术论文 20 余篇，其中 SCI 2 篇，曾在医学界、丁香园、医脉通、好大夫等主流医学新媒体上发表文章数百篇。

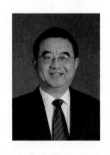

林 雷 复旦大学附属华东医院心血管外科主任，主任医师，医学硕士。担任中华医学会上海心血管外科分会委员，中国医师协会上海胸心外科分会委员，中国医师协会腔内血管学专业委员会、心脏瓣膜疾病专业委员会委员，上海康复医学会重症康复专业委员会副主任委员，中国研究型医院学会心房颤动专业委员会委员，上海市医疗事故鉴定专家组成员。曾赴中国医学科学院阜外医院、新加坡国立大学医院、英国剑桥皇家帕普沃思医院、美国休斯顿 Methodist 心脏中心研修心血管外科技术。在核心期刊发表专业论文 20 余篇，参与上海市科学技术委员会课题 6 项，主译《真实的外科医生》(*The Naked Surgeon*)。

译者名单

主　审

　　徐志云　上海长海医院胸心外科医院

主　译

　　杨　岷　江南大学附属医院

　　王　峰　遵义医科大学第二附属医院

　　杨明烽　温州医科大学附属东阳医院

　　林　雷　复旦大学附属华东医院

译　者（以姓氏笔画为序）

　　王　前　扬州大学附属苏北人民医院

　　王国浪　温州医科大学附属东阳医院

　　王朝辉　温州医科大学附属东阳医院

　　刘　君　云南省第一人民医院

　　刘桂清　英国伦敦 Hammersmith 医院

　　刘海莲　英国伦敦 St Bartholomew 医院

　　巫洪坤　贵州省人民医院

　　李艳雪　英国剑桥皇家帕普沃思医院

　　杨明远　南京医科大学康达学院

　　陈经纬　江南大学附属医院

　　邵　慧　上海静沐文化传播有限公司

　　涂清鲜　遵义市第一人民医院

　　曹惠然　中国人民解放军 32186 部队

作者简介

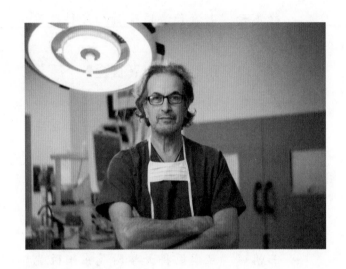

　　萨梅尔·纳西夫(Samer Nashef)教授,1980年于英国布里斯托大学受训成为执业医师,现任英国剑桥皇家帕普沃思医院(Royal Papworth Hospital,英国最著名的心血管病专科医院) 心脏外科主任医师。除了是一名出色的心脏外科医生,他还是世界顶尖的心脏外科手术风险和质量控制专家。其著作《真实的外科医生》已于2017年被引进到中国出版。工作之余,他醉心于字谜游戏,经常为《卫报》和《金融时报》设计神秘的纵横填字游戏。

中文版前言

人生就像一场旅程，从来没有终点，每一次都充满意外。本来，我们在伦敦帝国理工学院附属 Hammersmith 医院心脏中心访学，这家医院是英国第一家开展体外循环心脏手术的医院。后来因为机缘巧合，在 Hammersmith 医院工作的两位中国人——来自上海的顾旖旎老师和来自山东的刘桂清老师，又帮我们联系了另外一家著名的心脏专科医院——坐落在剑桥的皇家帕普沃思医院 (Royal Papworth Hospital)，并且在皇家帕普沃思医院工作的李艳雪、邓薇和刘海莲三位老师的帮助下，我们得以到这家著名的心脏中心参观、学习。

在那段时间里，因为没有在剑桥找到合适的住所，我们每天早上 4 点起床，匆匆吃一点儿前一天晚上准备好的早餐，就从位于西伦敦 East Acton 32 号的住所出发了。因为附近的地铁 Central 线 5 点才开始运行，我们就先坐公交，辗转其他地铁线，到国王十字车站，绕过哈利·波特的 $9\frac{3}{4}$ 站台，转乘火车去剑桥，6:30 到达剑桥火车站，再转乘公交车，大约 40 分钟到医院，7:30 准时参加皇家帕普沃思心脏外科的交班。下午或晚上手术结束再返回伦敦。每天路上大约要花费 7 个小时，非常辛苦。一到火车上，大家就呼呼大睡。也难怪王峰主任感慨："我们虽然没有见过洛杉矶凌晨 4 点钟的样子，但是凌晨 4 点钟的伦敦，我们见过了！"

皇家帕普沃思医院位于剑桥，是一家心脏病专科医院，也是英国人工心脏机械辅助中心。作为英国第一家成功开展心脏移植的医院 (1979 年)，它也是全球应用 Beating Heart 技术进行心脏移植和肺移植的发源地。自 1992 年开展肺动脉血栓内膜剥脱术起，该院手术量已超过 2000 台，居全球第一，成功率达 98.7%。

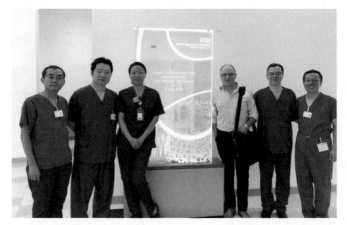

左起：杨岷，王峰，李艳雪，Yasir Abu-Omar，Pedro Catarino，刘君

本书作者萨梅尔·纳西夫教授，1980 年于英国布里斯托大学受训成为执业医师，现任剑桥皇家帕普沃思医院心脏外科主任医师。他是一位天赋异禀和有进取心的外科医生，不仅在成人心脏外科领域有丰富的经验，是一位技术精湛的外科医生和睿智的临床科学家，而且也是世界顶尖的心脏外科手术风险和质量控制专家，是欧洲心血管手术危险因素评分系统（European system for cardiac operative risk evaluation, EuroSCORE）模型的创立者，此模型用于预测心脏手术的死亡风险，使外科医生之间和各个国家之间可以进行手术结果的比较。该模型被世界各国广泛应用，成为全球公认的心脏手术风险评估标准。对心脏外科医生术前合理评估患者病情、改善心脏手术的预后，均有极大帮助。该模型出现第 10 年时，仅在英国，因为 EuroSCORE 评估而免于死亡的心脏手术患者就达 6000 人，在世界范围内，更是救人无数。因此，纳西夫教授的关于 EuroSCORE 的论文，引用次数惊人地达到 2300 次！EuroSCORE 的出现，打开了心脏外科治疗质量控制领域的大门，也引领了所有医学专业的治疗质量控制的发展。在同事眼里，纳西夫教授是一个传奇：他是门萨俱乐部的会员，门萨俱乐部是 1946 年

在牛津创立的一个以智商(IQ)作为入会标准的俱乐部,发展至今,拥有10万多名会员,只有IQ>148(爱因斯坦和霍金的IQ都是160)的人,通过考试才可以入会;除了是一位出色的心脏外科医生,一位智者,他还保有自己痴迷的业余爱好,经常为《卫报》和《金融时报》设计神秘的字谜游戏。

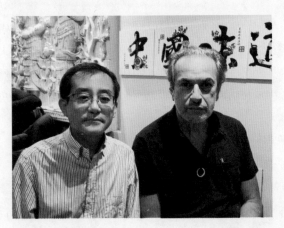

杨岷和萨梅尔·纳西夫(Samer Nashef)教授合影

这本书,和它的姊妹篇《真实的外科医生》(*The Naked Surgeon*)一样,既非纯专业类书籍,也非纯科普类书籍。它从一位英国心脏外科医生的视角,通过通俗易懂、幽默诙谐的语言,讲述了作者日常工作中亲身经历的一系列生动有趣的故事,以及由此引发的思考。本书不仅包括如何在高速公路上运送心脏移植的供体,美国医院过度干预的警示故事,还包括将先进的心脏手术带到巴勒斯坦约旦河西岸的创伤之旅;也有对英国国家医疗服务体系(NHS)的赞美和热爱,对政府投入不足的吐槽。当一位心脏外科医生在半夜接到重症监护室患者发生紧急病情变化的电话时,他的焦虑、忐忑却又不想去面对现实的矛盾心理斗争,作者将其刻画得真实而入木三分;也有在面对外科意外灾难时,对外科医生的心理和行为模式进行的分析(相信我们每位外科医生都有过这种似曾相识的矛盾和纠结)。有些故事像侦探小说情节一样扑朔迷离,跌宕起伏;有些故事的结果则令人感到悲哀、无奈……本书中的很多实际案例,可能是我们曾经遇到,或者将遇到的。读来,或感同身受,或心灵震撼,内容扣人心弦、引人入胜。

"Enthralling and outspoken." —The Times

《泰晤士报》对本书的评价:"迷人、直言不讳。"

"[Nashef's] honest, unvarnished writing about his life and death work has given his readers new insights into the reality of life inside the operating theater."
—BBC World News

《BBC世界新闻》对本书的评价:"纳西夫教授在书中诚实、朴实地描写了他的生死观,让读者对手术室里的真实生活有了新的认识。

本书对年轻心脏外科医生的成长大有裨益。我们可以从其中了解到做心脏外科医生是否需要"天赋异禀";NHS的"抢救小组"如何高效运作;如何与患者及其家属进行有效的沟通;如何选择沟通的恰当时机;如何照顾好每一位患者,而不让他(她)觉得无助……

资深心脏外科医生阅读此书也会获益匪浅。在书中纳西夫教授阐述了自己对心脏移植、人工心脏、微创心脏手术等尖端技术的未来发展趋势和前景的理解与展望,以及如何在医疗风险和获益两方面进行权衡;面对疑难病例时,如何形成医疗决策,同时,还包括一些善意的提醒:哪怕是经验丰富的心脏外科医生,也永远不要过于自信……阅读本书,可以让心脏外科医生重新审视自己的工作,并精进诊疗技能。

对心脏病患者及其家属来说,本书通过讲述许多真实案例故事,为患者及其家属提供了心脏外科相关疾病和技术的科普知识,深入浅出地帮助患者理解复杂的心脏手术,克服其恐惧心理;读者可以从中了解很多医学常识:

心脏的基本结构和功能,体外循环如何帮助心脏手术患者闯过难关,如何预防冠心病、高血脂,冠状动脉搭桥手术怎么做,心脏瓣膜手术怎么做,如何合理饮食而不失生活品质,在家中出现心脏意外时应该如何紧急处理,打急救电话时应该怎么简洁明了地把重点问题说清楚……

我们这几位心血管外科医生跨越大西洋,相遇于现代文明发源地——英国。我们在这里学习和生活,见识了 NHS 的完整体系,深刻体会到其优越性,也深刻认识到没有任何一个体系能够解决所有的卫生和社会问题。祖国发展日新月异,很多技术已赶超国际水平。因此,交流和学习,让我们了解别人,也让别人了解我们,显得尤为重要,我们翻译此书的初衷也在于此。

最后,感谢各位主译和译者通力合作,感谢著名心脏外科专家徐志云教授在百忙之中予以审校,感谢天津科技翻译出版有限公司的鼎力协助和支持!

杨岷 王峰 杨明烽 林雷

前　言

有时甚至字典也会出错。

心绞痛的表现通常不是疼痛，更多的是不适感、压迫感、紧绷感或重压感。有时疼痛的感觉并不明显，但是通常伴随着厄运即将来临的濒死感，让你不得不立即停止你正在做的事情，减少体力消耗，直到几分钟后，这种感觉减弱、消失。这通常是驱使心脏病患者寻求医疗救助的首要症状，其次是呼吸急促。

本书讲述一些心脏病患者的真实故事。这些人都是经历过开胸手术的心脏病患者，有些是因为心绞痛做搭桥手术，有些则没有心绞痛，因为其他心脏疾病而开刀。本书还记载了一些成功和失败的心脏手术案例，描述了手术室里的环境，以及操作心脏手术的专业外科医生，但所有内容都聚焦在处于手术中心位置的人——患者。

在写这些故事时，我刻意选择了一些不同的疾病种类、不同的身体条件、接受不同的手术方式的心脏手术患者，以期为大家提供生动、形象的说明。这些故事有些是血淋淋的，有些很有趣，有些结局很圆满。其中一些故事发生后，我立即用笔或键盘把每个细节详细记录下来了。但是，大多数是我从记忆中提取出来的，选择它们是因为它们令人难忘。当然，其中一些案例没有圆满的结局，因为令人伤痛，所以难以忘却。写这本书的初衷，既不是为了恐吓，也不是为了耸人听闻，而是为读者提供一个真实的视角，来洞察我的世界。这是一个"戏剧性"的世界，也是一个充满生与死的世界。在这个世界里，你可以发现一些人性中最优秀的品质——创造性和百折不挠，在患者和围绕在其周围的医护人员身上，这些品质都闪耀着最耀眼的光芒。最后我想提醒你，这个世界离你并不遥远。因为，很可能在将来的某一天，你或你爱的人会需要接受心脏手术。我希望你能发现这个视角很有启发性，也很有趣。

人类奋斗、生存的领域很少有像心脏手术那样充满戏剧性。死亡时隐时现，有时会突然降临，使得心脏病手术患者和周围的医护人员变得紧张和情绪化。在这种巨大的压力面前，人往往会衍生出许多减压方式。这些减压方式中最常见的可能就是黑色幽默，这种幽默经常出现在许多外科医生身上，特别是那些久经磨炼的最顶尖的外科医生。其中有一些幽默但非常不敬的例子出现在这本书里，如果有人觉得这是一种冒犯，我在此提前道歉。我确信，我或我的同事讲这种黑色幽默的笑话，仅仅是以此作为面对巨大压力时的一种释放方式。面对逆境大笑，对我们的工作、生活有很大的帮助，但这丝毫没有削弱我们对患者和工作的热情。

萨梅尔·纳西夫

致 谢

感谢艾玛(Emma)、妮娜(Nina)、肖恩(Sion)和罗杰(Roger),慷慨地允许我描述他(她)们的心脏手术经历。感谢特蕾西(Tracey)、叶夫根尼(Evgeny)、外科医生H、外科医生J,欣然为我们讲述了他(她)们在遭遇艰难、身心脆弱时令人动容而又真切的故事。

感谢 Science Factory 的彼得·泰莱克(Peter Tallack)及 Scribe 的菲利普·格温·琼斯(Philip Gwyn Jones)认识到了这本书的价值,并且给予了我极大的鼓励!

付梓过程中,伊恩·品达(Ian Pindar)对最后的手稿进行了出色的编辑,莫利·斯莱特(Molly Slight)非常专业地掌控各个环节,使文稿最终顺利出版。

在此,我谨向他(她)们所有人,以及弗兰(Fran)女士自始至终给予的爱意满满的支持和建设性的批评表示由衷的感谢,谢谢你们!

目 录

第 1 章

两难抉择

有时候，正如歌手鲍勃·盖尔多夫①所唱的《我不喜欢星期一》那样，我也不喜欢星期一，而昨天就是这样一个"星期一"。

昨天是圣诞节长假后一月份的第一个工作日。因此，休假期间积压的工作需要尽快完成。我还没有从休假的轻松中缓过神来，第一个工作日就做了两台大手术。这两个手术既复杂又危险，具有挑战性。

第一位患者是47岁的男性。他的心脏存在两个问题，即缩窄性心包炎和二尖瓣反流。这两个问题如果单独存在，都不是特别具有挑战性，但如果在一次手术中同时解决这两个问题就比较麻烦了，我之前并没有过类似的尝试。这种患者的手术预案是：先完成心包剥脱术，再行二尖瓣修复术。简单来说，如果把心包比作橘子皮，心包剥脱术就是剥橘子皮，把包在心脏外面的心包剥掉。正常的心包像一个光滑的囊袋，里面含有少量液体，被称为心包液，起到润滑心脏的作用，还有足够的空间让心脏在里面自由地跳动。但这位患者的心包已失去正常的结构，他的心包增厚、僵硬、粗糙，且紧紧地箍在心脏表面，就像心脏穿着紧身的盔甲一样。起到润滑作用的心包液也已消失。这件"紧身盔甲"限制了心脏的泵血功能，导致心

本书脚注均为译者注。

① 鲍勃·盖尔多夫：Bob Geldof，生于1954年，英国著名摇滚乐歌手。*I Don't Like Mondays*，文中翻译为《我不喜欢星期一》，为其代表作之一。

力衰竭。二尖瓣是控制血液从左心房流向左心室的"单向阀门",二尖瓣反流也叫二尖瓣关闭不全,意味着瓣膜失去了"单向阀门"的作用。心脏收缩时血液从左心室反流回左心房,这会加重他的心力衰竭。二尖瓣修复术是通过手术整复,使关闭不全的二尖瓣重新恢复"单向阀门"的作用。

一般来说,这两个问题很少同时存在,而且解决它们所需要的两个手术操作在技术上有一定的冲突。理想情况下,心包剥脱术应该在不使用心肺机②的情况下进行,以减少从心脏表面剥离心包后剥离区域出血的风险;而二尖瓣修复则必须在心肺机的辅助下进行,使用心肺机时必须应用大剂量肝素抗凝,从而大大增加了剥离心包的出血风险。更糟糕的是,在手术过程中,我发现心脏后面有一处严重的心包钙化,牢牢地嵌在心肌表面。经过多次尝试,还是无法将其与心肌分离。为了避免强行剥离导致心脏破裂,只能放弃游离此处的粘连,但这却导致二尖瓣修复手术时的视野暴露不佳。由于看不清二尖瓣,最终我只能凭感觉做了二尖瓣的修复。谢天谢地,手术效果很好,但这更多的是靠运气,而不是靠判断力或技巧。

第二位患者是 79 岁的老人,退休前曾担任附近一家医院的董事长。

---

②心肺机:即体外循环机,心脏手术中用于替代心肺功能的仪器,术中由灌注师或体外循环师进行操作,第 2 章中有进一步解释。

因为他年龄较大且病情复杂，当地医院把他转诊到皇家帕普沃思医院③进行治疗。他需要接受一个包含四项内容的心脏手术：主动脉瓣置换术、搭两根血管桥的冠状动脉搭桥术、心脏间隔缺损修补术和纠正心脏不规则跳动的"迷宫"手术。这对 40 岁的人来说都是考验，更不用说一位接近 80 岁的高龄患者了。在他这个年纪，如果他虚弱的身体无法承受如此复杂的外科手术，也没有人会感到意外。

　　幸运的是，两位患者的手术都进行得很顺利。大约在午夜入睡前，我从家里打了一个电话到重症监护室了解两位患者的情况。得知他们的病情都很稳定，我心里才踏实了。当我第二天醒来的时候，脑海中第一个欣喜的念头就是整晚没有接到重症监护室的电话，看来两位患者都平安无事！

　　这是冬天晴朗的一天，明媚的阳光照耀在无云的天空中，我决定骑摩托车去上班。但当我一走出家门，就立刻放弃了这个愚蠢的想法。剑桥一月的清晨，寒冷刺骨，我明智地决定开车去上班。开车上班还有两个额外的好处：在去医院的路上可以喝一杯美味的黑咖啡，还能收听 BBC 广播四台的

---

③皇家帕普沃思医院：Royal Papworth Hospital，位于剑桥大学所在地，成立于 1918 年，现为世界一流心肺专科医院，虽然不是剑桥大学的附属医院，但两者有深度合作。

《今日》节目④,了解世界新闻。

就在这个星期二早上,《今日》节目报道称,以色列部队在激烈战斗后扩大了对加沙地区的袭击,关于士兵和平民的伤亡情况,冲突双方各执一词。我记得,两年前,一家慈善机构请我帮忙在加沙地区筹建一所能开展心脏手术的医院,鉴于当地局势动荡,我拒绝了。当时我有点胆怯,于是去了相对安全的约旦河西岸地区。

我把车停在医院,走了一小段路到我的办公室。沿途经过了"著名的"皇家帕普沃思医院的鸭塘,鸭塘是一个直径约 100 米的圆形池塘,中间有一个小岛。那时池塘大部分已封冻,除了一边还遗留着一弯新月形的水面。尽管如此,那些久居此地的鸭子们仍在这一弯就快结冰的水面上,高兴地"呱呱"叫着。当时,我是皇家帕普沃思医院主任医师委员会的主席。几年前,在一次月度会议上,一位胸外科的主任医师同事,问了一个关于医院鸭塘的问题:鸭塘是否对我们的胸部手术和移植患者构成感染风险。我把这个问题交给了微生物学家主任医师,然后她站起来对大家说:"各位有谁想保留鸭塘?"所有人都举起手来。"既然如此,"她接着说,"永远别

---

④BBC 广播四台的《今日》节目:BBC(British Broadcasting Corporation),即英国广播公司,是英国最大的新闻媒体,BBC 广播四台(BBC Radio 4)是其广播电台之一,主要涉及领域为非音乐娱乐节目、新闻、纪实类节目,《今日》(Today)为其新闻类栏目。

再问我这个问题了”。

　　我走进办公室,透过那扇大窗户,鸭塘的美景一览无余。到办公室的第一件事,是打开办公桌上的三台电脑。当时我使用三台电脑的原因很简单,NHS⑤的 IT 系统比较慢,电脑也过时了,每一条指令都需要至少几秒钟的时间才能反应过来。有了三台电脑,当其中一台正在打开一个文件时,我可以转向下一台电脑去做别的事情。积少成多,集腋成裘,零零散散节省下的几秒钟,也会帮助我提高工作效率。三台电脑分工明确:一台电脑存储我的临床病例数据库,一台电脑用于调看所有医学影像资料,另一台电脑用来收发电子邮件和处理其他事务(包括编写字谜游戏⑥)。后来很多技术的设备都发展了,但很遗憾不包括医院的电脑,所以,现在我只好增加到四台。

　　我又看了一遍当天手术患者的检查结果,一切正常。同时,我快速地浏览了一遍电子邮箱,确认了没有需要立即回复的紧急邮件,然后换上了手术衣。我们的男更衣室很小,没有窗户且杂乱无章。房间里摆满了成排的更衣柜,地板上乱七八糟地散落着手术室的鞋子和穿过的手术衣。更糟糕的是, 这里的某个人一定觉得把口袋里的垃圾丢到别人的鞋子里是一

⑤NHS:National Health Service,即英国国家医疗服务体系,英国全民公费医疗保健系统。
⑥字谜游戏:本书作者纳西夫医生的爱好之一。

件有趣的事。以前我就在鞋子里发现过各种各样的垃圾,这次我在鞋子里找到了一把一次性剪刀、一张糖果包装纸和一张验血报告单。在我把它们都扔进垃圾箱之前,我认出了验血报告单上的名字,是昨晚值班的重症监护室护士。我曾一度想找她好好理论一下这种没素质的行为,但很快就把这件事抛之脑后了。

在去手术室之前,我去重症监护室快速查看了一下昨天手术的两位患者。令我感到宽慰的是,他们看上去都很不错。年轻人没有出多少血,恢复得很快,已经醒来,正在吃早饭。另一位老年人,还有些昏昏欲睡,但考虑到昨天的手术庞大而复杂,他看上去比预想的要好得多,所以我怀着轻松的心情,迈着轻快的步伐,前往手术室开始今早的手术。这是一个让人愉悦的手术,只需要在一位各方面情况良好的患者身上完成单根冠状动脉搭桥手术。

与其他外科专业相比,心脏手术中没有"小菜一碟"的工作。单根冠状动脉搭桥手术几乎是我们心脏外科医生能做的最简单的手术了,但即使如此也可能充满风险。不过,与昨天的手术相比,这已经算轻而易举。我决定让我带教的专科住院医师⑦贝丝·埃文斯来做这个手术,必要时我给予

---

⑦专科住院医师:register,字面意思为注册者,英国医师培训体系中,医学生毕业后,先进行两年通科轮转,后进行专科培训,参加某专科的培训则需要在该专科的学会注册。

协助。当她在准备手术时,我去餐厅喝咖啡、聊天、玩字谜游戏打发时间。今天会是个好日子,美中不足的是我值急诊班,需要随时待命。但大多数情况下,一切太平。

贝丝的冠状动脉搭桥术完成得很出色。当我们准备结束手术并关胸时,另一位当天也值急诊班的专科住院医师走了进来,他告诉我,有一位从诺福克郡转来的 39 岁女性患者,已明确诊断为急性主动脉夹层⑧。她此刻正躺在一路闪着警示灯的救护车里,从约 145 千米外的诺维奇市向我们疾驰而来。

急性主动脉夹层可能是心脏外科中为数不多的需要紧急手术的病症之一。大部分的心脏病可以通过药物和医疗设备来缓解突发的病情,通过一段时间的调整和术前准备后,患者达到一个较好的状态,届时再安排心脏手术会更稳妥。急性主动脉夹层则不能用这种方案治疗,需要手术,而且是立即手术。

主动脉是人体内最粗的动脉,堪称生命的主干道。主动脉壁的内层由

---

⑧主动脉夹层:由各种原因造成的主动脉壁内膜破裂,血流经裂缝进入主动脉壁内,导致血管壁分层,剥离的内膜片分隔形成包含"真腔"和"假腔"的"双腔主动脉"。文中的病例为 A 型主动脉夹层,即升主动脉发生夹层,是主动脉夹层最凶险的类型,需要紧急手术;如果升主动脉没有夹层,则为 B 型,危急程度相对较低,一般不需要紧急手术。

于病变或高血压，或两者兼有而突然发生撕裂，这就是主动脉夹层发生的机制。患者会突然感到从胸口到背部刀割样的疼痛，剧烈难忍，患者有时会因此疼得晕倒在地。同时，主动脉内高压的血液从裂缝渗透到主动脉壁内，并在主动脉壁的两层之间向前冲击。血液就这样将主动脉壁撕开，主动脉壁内层会像贴得不牢的墙纸一样剥落。如果逆血流方向，向着心脏方向撕裂，夹层还会破坏主动脉瓣，导致主动脉瓣关闭不全。夹层还可能会阻塞冠状动脉，导致急性心肌梗死；如果顺血流方向，向远端撕裂，可能会阻塞从主动脉发出的任何动脉，因为几乎所有主要动脉都起源于主动脉。因此，心脏、大脑和全身每一个器官都面临着急性主动脉夹层带来的危机。最致命的是，主动脉本身也可能破裂，导致大出血而立即死亡。在急性主动脉夹层的前两三天，死亡率每小时增加 1%，需要争分夺秒地进行抢救。

然而，这位特殊的患者还有一个更棘手的情况，她已经怀孕 37 周，还是一对双胞胎。

昨天的患者，在心包剥脱术和二尖瓣修复术之间存在技术要求上的矛盾，造成两难抉择。但如果和妮娜——这位患有急性主动脉夹层的孕妇相比，简直就是小巫见大巫。昨天两台手术的考验和磨砺，几乎不值一提，对他们手术后的担忧，也都被我抛之脑后了。此时此刻，我需要立即全力应付当前这个棘手的难题。

　　妮娜最佳的生存机会在于需要保持非常低的血压，直到手术修复发生夹层的主动脉后。然而，如果妮娜使用体外循环，她的双胞胎胎儿可能无法存活下来，因为胎儿的存活需要持续良好的血压来保证胎盘和胎儿的血供。这三个人——母亲和她未出生的双胞胎都命悬一线。两难抉择，我们应该先救谁，保大还是保小？

　　我和值班的麻醉师约翰·奈肖在重症监护室的一个小房间里仓促地进行了一个临时的病例讨论。我们慎重考虑各方面的意见，并咨询了剑桥大学附属阿登布鲁克医院⑨的产科医生和新生儿科医生。他们告诉我们，就他们的专业角度而言，37 周离足月妊娠非常接近。如果现在分娩，新生儿存活的机会非常大。因为宫缩疼痛引起的高血压很可能会诱发妮娜受损的主动脉破裂，因此我们首先排除了顺产的选择。经过快速的权衡，我们也去掉了不顾妊娠状态直接做主动脉夹层手术的选项，因为胎儿已具备在子宫外生存的能力，直接放弃胎儿，对于他（她）们来说太不公平了。剩下的只有一个选择——全身麻醉后，在严密控制血压的情况下，迅速进行剖宫产（俗称剖腹产），然后稍作停留等待子宫收缩复旧，从而减少心脏

---

⑨阿登布鲁克医院：Addenbrooke's Hospital，剑桥大学附属的综合性医院。

手术时子宫大出血的风险。我们计算过,这样最多只耽误一两个小时。对妮娜来说,她的死亡风险增加不超过 2%,但却可以让双胞胎获得安全存活的机会,这是我们唯一可以接受的选择。我明白这句话的残酷,增加这位年轻女性 2%的死亡风险竟然被认为是可以接受的。但此情此景本身就是一个关乎生命的残酷考验,在生死攸关的时刻,我们所能做的只能是两害相权取其轻。

救护车随后就到了。快速评估了妮娜的病情后,我和约翰一起同她进行了一次快速的沟通,向她告知了治疗方案。她当时状态很差,全身湿冷,处于休克状态。她的主动脉瓣已经被夹层破坏,反流严重。由于大量反流,她的心脏功能快速进行性衰竭,呼吸已经十分急促。她同意了我们设计的方案,颤抖地在同意书上签了字,我们迅速把她推进了手术室。

阿登布鲁克医院的产科医生和新生儿科医生带着两个保温箱来到皇家帕普沃思医院,为新生儿的降生做好了准备。约翰进行麻醉,使她进入类似睡眠的状态,并配制了一组药效强劲的静脉注射药,用来控制她的血压。麻醉师可以根据需要,从容地升高或降低患者的血压。产科医生消毒铺巾,进行剖宫产,迅速完成了接生。新生的婴儿,立刻开始呼吸,看上去已经准备好拥抱这个新世界。当产科医生缝合切口时,婴儿被抱出手术室,放在各自的保温箱里。

剖宫产的婴儿,没有经历产道的压迫,脸上不会有被挤压的痕迹或者瘀青,因此不同于自然分娩的婴儿那副皱巴巴的"老头儿"模样。当约翰从手术室出来时,我正饶有兴致地看着躺在床上的双胞胎。他们看起来好美,阿尔菲和艾维,一个男孩和一个女孩,美丽的蓝眼睛,睁得大大的,自由自在地呼吸着,无忧无虑。"是啊,他们真的太可爱了!"约翰说,"但现在不是赞美孩子的时候!赶紧回到手术台上干活去,不要让他们一出生就失去母亲"。

第 **2** 章

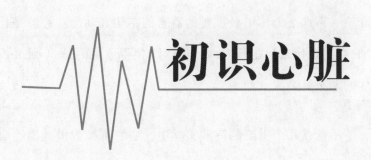

初识心脏

　　鉴于本书讲述的是一系列关于心脏的故事,对于非医学专业的读者,了解一些基本知识是很有必要的。在继续妮娜和她的心脏故事之前,我先介绍一下这个人体里最重要的器官的结构和功能:心脏是什么,如何跳动,会出现什么问题,以及如何应对。值得欣慰的是,心脏并没有人们想象中的那么复杂。

　　尽管在几个世纪的诗歌文学中,心脏都被浪漫地描绘成产生情感的源头,但事实并非如此。它既没有承载一个人的性格,外形也不像情人节卡片上那样粉嫩光鲜。心脏,简而言之就是一个结构简明且功能单一的"泵",其作用就是推动血液进行全身循环。这是一个二合一的泵:右心收集身体已经利用过的"蓝色"血液①,并将其泵入肺脏,在肺内这些血液补充新的氧气,这称为氧合。然后,这些得到氧合的"粉色"血液回流入左心,继而带着氧气和其他营养灌溉全身的组织和器官。接下来血液再回流至右心,就这样周而复始,循环往复。

　　血液在心肺是这样循环的:两根比拇指略粗的大静脉把身体使用过的"蓝色"血液输送回右心房,然后经过三尖瓣,血液流入右心室,右心室提供泵动力;在右心室,血液会通过一根粗大的叫作肺动脉的血管泵入肺

---

①"蓝色"血液:实际上,静脉血应为暗红色。

脏;在肺内,血液排出二氧化碳,吸收氧气,然后经四根肺静脉回流至左心房;左心房是左心的血液收集腔室,然后血液经过二尖瓣,流入提供泵动力的左心室;左心室将富含氧气的"粉色"血液泵入主动脉,粗大的主动脉通过分支,将血液带向全身。

作为泵,心脏的结构很简单,就是一个由肌肉构成的囊袋。当其充满血液时,肌肉收缩,形成心跳,血液被泵出。为了使血液单向流动,不反流,心脏内有四个阀门似的瓣膜。两个瓣膜在右心室的入口和出口,另外两个瓣膜在左心室的入口和出口。右心室入口的瓣膜叫作三尖瓣,得名于它由三个瓣叶构成;出口的瓣膜是肺动脉瓣,因为它通向肺动脉。左心室入口为二尖瓣,出口为主动脉瓣,正如字面意思所示,朝向主动脉。

关于左心还有一点需要强调的是,在主动脉根部紧靠主动脉瓣处,有两个发源于主动脉并朝向心脏走行的小动脉,即"大名鼎鼎"的冠状动脉,其职责是为心脏自身供应血液和氧气。

下图为右心的示意图，箭头指示血流方向：

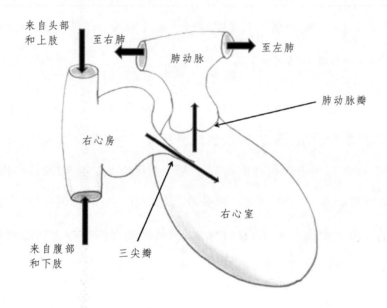

左心也与之类似,见下图:

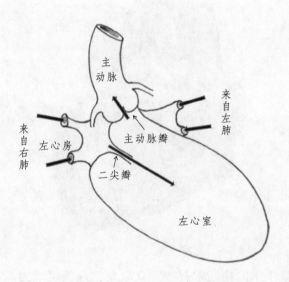

关于心脏还有一点少为人知——某种程度上,心脏左、右两大部分,解剖上的命名和它们在胸腔内的实际位置是不相符的。右心更准确地说位于心脏的前部而不是右侧,而左心其实是位于心脏的后部。当我们把这两部分组合在一起看的时候,右心更像是在左心的前方,所以心脏整体上看起来应该是这样的:

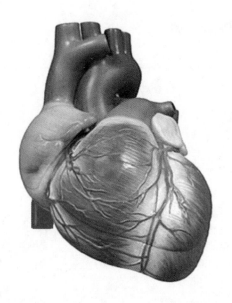

　　对于心脏手术的描述常有些哗众取宠，"现代医学的奇迹""技术的巨大胜利"，等等，但是心脏手术真正让人惊异的不是它的存在抑或成功，而是它经历了如此漫长的求索才登上医学的舞台。医学本身有各种形式，已存在数千年。希波克拉底誓言②面世于2500年前，麻醉术诞生于19世纪，此后，各种手术可以在全身麻醉下实现，但心脏手术要推迟至20世纪50年代后期才蹒跚起步，仅有60年的历史。

---

②希波克拉底誓言：希波克拉底（公元前460—前377年），一般认为现代西方的医学科学体系就是从他开始，他撰写的誓言明确了医学的伦理和医疗的从业规范，其修订版目前常被用作医学生入学和医生入职等的宣誓誓词。

　　道路为何如此漫长？说到底心脏只是一个泵，简单明了。就像任何出现问题的泵一样，管道问题需要管道疏通技术。如何解决管道堵塞或阀门泄漏呢？吞下一片药？2000 多年来，心脏是内科医生的专属领域，外科医生则完全被排斥在外。心脏病患者只能寄希望于药物，至于那些狭窄、阻塞、泄漏问题，医学对此总是避而远之。事实上，在心脏上做手术受到如此强烈的反对，以至于连比尔罗特[3]这样的现代外科学开山祖师在 1889 年都宣称，"任何试图缝合心脏伤口的外科医生都将失去同道的尊敬"。

　　在一些精妙的设备问世之前，心脏无法通过手术进行治疗，原因有二：

　　首要原因是肺。肺是一对海绵状的器官，负责进行气体交换。其每分钟膨胀、压缩十余次，以吸入氧气、排出二氧化碳。问题是，肺并非自行完成该功能，而是完全被动运行：肺本身无肌肉，不能运动。胸廓在呼吸肌的运动下扩展、收拢，带动肺膨胀和压缩。胸腔是一个密闭腔隙，所以每次呼吸，肺会随着胸廓运动。打开胸腔，对里面任何脏器进行手术，都会破坏其密闭性，导致气体进入，使肺与胸廓分离，呼吸随之停止。一开始，我们无畏的先驱也许会乐见此景，胸腔内一下子多了这么多空间，心脏变得触手可及。但可悲的是，快乐稍纵即逝，因为患者几分钟后就会死于缺氧。

---

③比尔罗特：西奥多·比尔罗特，Theodor Billroth(1829—1894 年)，现代腹部外科开创者之一，奥地利外科医生，胃大部分切除术即有以其冠名的Ⅰ式和Ⅱ式两种术式。

直到 19 世纪后半叶，医生发明了气管内插管，那些尝试接受胸部手术的患者的命运才得以扭转。通过在气管内插入这根管子，不论胸腔是否密闭，空气或者氧气都可以直接被送入肺内。这项发明，使得各类手术的麻醉变得更安全、更可控，患者可以进入深度睡眠，停止呼吸，因为麻醉师可以通过气管内插管将空气或氧气直接送入肺内从而替代肺的呼吸功能。这项发明使得重大的开胸手术成为可能。

另一个重要因素则是心脏本身。心脏这一小团约拳头大小的肌肉，每分钟泵出 5 升血液，为全身输送氧气和营养。事实上，成年人体内通常也只有 5 升血液，也就是说，你体内全部的血液在生命中的每分钟都会围绕着你的身体循环一圈。如果心脏停止跳动，死亡会即刻降临，因为人的躯体会失去血液和氧气供应而坏死。身体中的不同器官，对缺血的敏感度略有不同。下肢在中断血供半小时后，仍有可能恢复，但在通常情况下，大脑的血供只要中断数分钟，即彻底坏死。

进行心脏手术时，需要在心脏上触摸、扭转、按压，有时甚至要把心脏翻转过来。这些操作都会干扰心脏作为泵的功能，因而任何妨碍心脏泵功能的手术持续超过数分钟都可能导致脑部损伤甚至死亡。因此，过去能做的心脏手术都极其简短，如仅用数分钟匆忙地缝合心脏里的一个畸形孔洞。这种让人郁闷的状况直到 20 世纪中叶体外循环机的问世才得以改变，体外循环机是一种可以替代患者心肺功能的机器,又称人工心肺机,它能确保外科医生在做心脏手术时患者得以存活。1953 年,吉本④在美国费城首次成功地使用了这种机器,正是这个颠覆性的发明,让一个新学科的大门向广大心脏病患者敞开——心脏外科学。

心肺机的发明之于心脏外科,犹如奥运会上短跑运动员听到了发令枪响。在此之后,心脏外科学开始蓬勃发展,日新月异,到了 20 世纪 60 年代,进行心脏手术不再被认为是一件疯狂的事情。越来越多患者得到了救治,越来越复杂、精妙的手术得以实施,手术效果越来越好。在过去,这个学科面对患者时,经常束手无策,仅能够进行非常有限的干预;现在,则迅速发展为一种常规治疗手段,加入现代医学对抗病魔的阵营中。

给患者连接心肺机开始体外循环并不复杂。第一步,给予患者大剂量肝素,这是一种抗凝药,可以使血液在接触心肺机的塑料管道等异物表面时不会从液态凝固成血块。第二步,把"蓝色"的静脉血,即已经被机体摄取过氧气的血液,通过在右心系统插入一根或两根较粗的引流管,使其在回流至心脏、肺脏之前引出身体外,导入心肺机,以心肺机代替肺的功能对静脉血进行氧合,变为"粉色"的动脉血,随后,机器代替心脏的泵血功

---

④吉本:John Gibbon(1903—1973 年),美国外科医生,以惊人毅力,持续 20 余年的研发,终于发明出心肺机。

能，将动脉血泵入另一根连接患者主动脉的粗大塑料管，最后血液被送至全身所有动脉分支。

当所有插管到位后，心肺机就可以启动运行了，设置泵血的流量为每分钟5升，也就是心脏正常的泵血量。当心肺机运行时，外科医生可以对心脏进行任何操作，患者仍然可以维持生命。在心肺机运行时，有两个有趣的现象。其一，脉搏消失了。人有脉搏的唯一原因为心脏是跳动着泵血的，心脏不停地收缩和舒张，每一次心跳可以在胸口、手腕部或者身体浅表的动脉处被触及。心肺机的泵与此不同，它的泵血是持续向前的，没有波峰和波谷，我们称之为"平流灌注"。因此，患者在手术中虽然是活着的，但没有脉搏。其二，患者的肺脏在手术中完全不工作，因为所有的血液在进入右心之前改道流向心肺机，所以血液不需要肺来进行氧气摄取。这就意味着，患者不需要呼吸了，此时麻醉师通常会关闭呼吸机。在这种状态下，患者确实活着，但没有脉搏，也没有呼吸。

一般心脏手术开始步骤是开胸，用电锯将胸骨从正中劈开。以撑开器分开胸廓，打开包裹在心脏外面坚韧的囊状膜——心包，在心脏的血管上插入两根粗的插管，将患者的心脏连接至心肺机，一根插入右心房引出缺氧的静脉血，一根插入主动脉将富含氧的动脉血送回机体。心肺机开启，心脏本身的手术操作开始。当心肺机完全替代心肺功能后，心脏就不再泵血了，但仍在跳动，尽管是空跳，这为外科手术操作带来很大困难，尤其是需要精细操作时。更具挑战的是，此时，心脏的很多部位是难以触及的。以主动脉瓣置换手术为例，需要在主动脉上做一个大切口，如果直接切开，在切开后心肺机每分钟泵出的 5 升血液将喷射到地板上。而行冠状动脉搭桥手术⑤，则需要切开冠状动脉。虽然冠状动脉并不是很粗，不至于每分钟喷出 5 升血，但每分钟也会出血 50~100 毫升，甚至喷溅到医生的眼睛里，让他们无从下手。为了避免发生以上情况，我们会用钳子将主动脉阻断，将心脏和心肺机维持的体外循环完全隔离开。此时，心脏彻底停止跳动，外科医生可以打开心脏的每个心腔，将心腔内的血液吸净，这样就不会有新的血液涌现，大功告成！在我跟聪明的医学生讲解这些技术时，他们马上反问："那心脏呢？心脏本身也需要血液和氧气才能存活！"

他们说得很对。在常温下，一旦主动脉被阻断，心脏自身就开始慢慢死亡。唯一能做的是延缓这个坏死过程，给心脏灌注 0℃的含高浓度钾的心肌保护溶液。低温能延缓坏死过程，使得心脏可以在缺氧的情况下存活更久，高钾可以麻痹心脏，使得心脏完全停止跳动，因而大幅度减少氧的

---

⑤冠状动脉搭桥手术：又称为冠状动脉旁路移植术(简称"冠脉搭桥术")，是治疗严重冠心病的外科手段。需要在身体中获取几段健康的动脉和静脉血管作为"桥血管"，在发生病变而狭窄的冠状动脉血管远侧重新造一条血管通路，就像是搭了一座"桥"，取代本身狭窄的血管，让这个"桥"继续为心肌供血供氧，缓解心绞痛、改善心功能，提高患者生活质量，延长寿命。

消耗。在这种状态下,患者处于睡眠状态,心肺的功能完全被机器替代,心脏降温、停跳,我们有一个小时或更多的时间来完成心脏手术而不对心脏本身造成严重损害。如果手术需要持续更长时间,就得采取更多的保护措施:通过体外循环将体温降得更低、反复灌注高浓度钾溶液等。如果心脏持续停跳超过 4 个小时,心脏受损会更严重。这也是为什么一旦开始阻断主动脉,计时器就开始计时了,手术室内的气氛明显改变,不准闲聊、动作迅捷,团队里每个人集中注意力于自己手头的工作。主动脉阻断时间越短,对心脏就越有益,对患者也是如此。

总结一下,以下是心脏手术的准备步骤:

- 开胸;
- 给予肝素,防止血液凝固;
- 进行主动脉和右心房插管,并将其连接至心肺机;
- 启动心肺机;
- 阻断主动脉;
- 灌注高浓度钾溶液;
- 开始心脏手术操作。

第 3 章

争分夺秒

在妇产科医生包扎妮娜的剖宫产切口的同时，我和贝丝已经开始洗手准备手术。胎盘已经娩出，我们也已经等待了 20 分钟，确保她的子宫已经回缩复原，内膜不再出血，至少没有明显出血了。麻醉师约翰将妮娜的血压完美地控制在较低水平，至少在此时此刻，一切看上去都达到了尽可能的平稳。我们把剖宫产切口的无菌手术单揭除，再次用消毒液清洁了妮娜的皮肤，又重新铺手术单，仅露出胸口和下肢。暴露小腿的原因是，如果手术中发现冠状动脉出现问题，就需要快速取一段大隐静脉进行搭桥手术，而小腿正是取静脉的最佳部位。

铺好手术单后，患者暴露出来的就只有一块准备做手术切口的皮肤了，说句不好听的话，在外科医生团队眼中这个时候的患者已不是活生生的一具肉体，而是一个亟待解决的技术问题。这种想法不一定是件坏事。对于特定的问题，外科医生竭力提供最佳的解决办法。我们面对的情况是：她很年轻，有一份消防救助的工作，有一对刚出生的龙凤胎，有一个在军队任职并深爱她的丈夫，这些都是拟定治疗方案时需要考虑的重要因素。但治疗方案一旦确定，医生就要开始手术，那些关于她的令人动容的因素反而会成为萦绕在医生心头的雾霾，会干扰他们的判断和精细的手术操作。在我切开皮肤时，我完全搁置了这一切杂念，而执念于如何做好这台手术。在这一刻以前我还有些忐忑不安，但在手术刀落下的一瞬间伴随我的只有笃定的一往无前。妮娜不再是妮娜，而只是一条撕裂的主动脉，一个需要尽可能安全地尽快完成的主动脉修复手术。

这个手术具体需要怎么来做，取决于术中发现的情况。但是无论怎样，冠状动脉开口以上的部分升主动脉都需要置换，在手术前我们已发现主动脉夹层已将主动脉瓣从原本的位置上撕脱下来，需要修复并固定回原来的位置，以使其恢复正常的瓣膜功能。这可能是最好的情况，但如果冠状动脉也被主动脉夹层撕裂，或者主动脉根部，即冠状动脉发出的部位，也已损伤并需要置换，那么就需要将主动脉根部一起置换，也就是说我们要把冠状动脉游离下来，然后重新植入到新更换的人工血管上；最糟糕的情况是，主动脉夹层累及主动脉的下一节段，即给脑部供血的主动脉弓。如果主动脉弓也需要置换，那么手术就会变得难上加难，妮娜出现脑部并发症的风险就更大了。

我打开心包，这是一层光滑、皎洁的纤维包膜，包裹着心脏。主动脉管壁已经撕裂，清晰可见。正常的主动脉是一根奶白色的管道，直径为2~3厘米。她的主动脉此时则像是一根粗大、肿胀、狰狞的粉色香肠，透过那层残存的外膜可以看到里面血流的漩涡，这层外膜决定生死。一旦这层外膜破裂，立刻就会发生大出血致死。主动脉夹层的诊断已经明确了。这根丑陋、肿胀的粉色主动脉，已让她命悬一线，与她健康的心脏形成鲜明对比。

这是一颗年轻、粉红色且充满希望的心脏，正欢快、优雅、有节律地跳动着，几乎像一个舞蹈动作，在每一次心跳的最后都有一个华丽的结尾。

发生夹层的主动脉上不适合进行连接心肺机的插管，因为它已经碎裂，而且需要换掉，所以我们得另寻一根能进行插管的动脉。幸运的是，全身的动脉犹如一个管网系统，互相连通，任何一根能够满足每分钟泵入 5 升流量的动脉，都可以进行插管供应全身所需的血液，因此只要这根动脉足够粗，能够承受足够大的血流量即可（显然，手指上的动脉是无法满足的）。于是我们在腋动脉从锁骨下方穿过的部位，做了另一个切口，暴露出这根动脉，插管，连接到心肺机。然后，我们小心避开那层保命的阻挡着主动脉内所有血液的外膜，在右心房插管，连接心肺机。静脉血从右心房引出，进入心肺机，"粉红的"动脉血被泵入腋动脉，以供应全身。"全流量"，灌注师提醒道，说明流量已经达每分钟 5 升左右。"停呼吸"，约翰说完，关掉了呼吸机。修复主动脉的手术现在可以开始了。

我让灌注师暂时降低心肺机的流量，以防止在使用阻断钳夹闭有病变的主动脉时对它造成进一步损伤。"减流量"，我指示道。那个平时会以俏皮语气回应的灌注师不见了，代之以沉重的口吻回复，"流量已减"。气氛有些凝重严肃，这确实不是一场轻松的战斗。

　　我挑了一个比较软、比较宽的阻断钳,轻轻地阻断了主动脉,为了尽可能阻断得远一些,我把阻断钳贴近供应头部血液的头臂干动脉开口。灌注师上调流量至正常水平,此时,除了与全身循环隔离的心脏之外,其他脏器和组织都获得了血液供应。主动脉阻断以后,心脏开始缺氧损伤,所以手术必须争分夺秒。心脏灌注了高浓度钾溶液,在几秒钟内停止了跳动。现在妮娜的生命完全依赖于心肺机,直到她的心脏可以再次跳动。切开主动脉,吸净里面的血液,取出主动脉夹层假腔(即主动脉撕裂后内外两层之间的间隙)内的血栓。

　　然后,我查看了妮娜主动脉破损的情况。主动脉内膜的裂口位于主动脉根部紧贴主动脉瓣水平之上,万幸！两根冠状动脉的开口没有受累,所以不需要置换主动脉根部。切除了升主动脉,包括一小部分存在内膜裂口的主动脉根部。用一种强力的外科生物胶黏合病变分层的主动脉壁。用3针缝线将被夹层撕脱的主动脉瓣固定回恰当的位置。主动脉瓣看上去还不错,经过测试,确认启闭功能良好。

　　接下来,我根据妮娜的主动脉直径选取了一根尺寸合适的人工血管。这是一根白色的用涤纶编织而成的管道。我根据升主动脉的长度修剪了这根人工血管,一端留出了一截"舌头"以替换我刚剪去的那部分主动脉根部。然后我把人工血管缝合到妮娜存留的健康主动脉壁上。这个操作需要两圈缝线,一圈紧贴主动脉瓣处,一圈紧贴头臂干动脉开口处。

在人工血管缝合完毕后,我们细致地排出心脏内的空气。如果有空气残留,一旦心脏与全身循环连接,心跳恢复,空气就会被泵至全身,造成的影响大小取决于空气栓塞到了哪个脏器。如果空气进入脑部,就会导致脑卒中(俗称"中风")、抽搐,或者成为植物人。排气,需要越细致越好,但动作本身看起来却不是很优雅。灌注师调节心肺机,使少许血液进入心脏,外科医生同时抖动心脏,用这点血液挤出空气,直到看不到任何气泡。排气也是手术临近结束的信号, 这个不那么优雅的动作带来的各种抖动的噪声也足以把昏昏欲睡的麻醉师从瞌睡中唤醒,终于要迎来手术完成的曙光了!

主动脉修复完成,取下阻断钳。整个过程用时 72 分钟,对于心脏来说,这也是一个可以接受的时间长度。一开放阻断,血液流向冠状动脉,冲走心脏停搏液,心脏恢复跳动。再用若干分钟,让心脏从缺氧状态恢复,一直到心脏看上去可以再次独自承担循环的泵功能。约翰打开呼吸机,灌注师断开心肺机。

妮娜的心脏跳动得很完美。留下贝丝关闭胸腔,我如释重负地走出手术室,一切都按照手术预案完成了。术后没有出现术前所担心的并发症,妮娜顺利康复,回到阿尔菲和艾维身边。

第 4 章

术后谵妄

心脏手术有造成脑部并发症的风险。在签手术同意书前，作为术者我们会清楚明白地告诉患者心脏手术的利弊，包括可以给他们带来哪些好处，如减轻胸痛和呼吸困难的症状，降低将来发生心肌梗死、心力衰竭和死亡的风险。当然我们还会告诉患者这种大手术可能带来的重大风险，如死亡。值得庆幸的是，目前心脏手术后死亡的风险已经显著降低，总体来说不到 2%，但是具体到某位患者而言，差别却很大，从小于 0.5% 到大于 90% 不等。当然这取决于患者的年龄、病情严重程度、心脏功能，以及需要进行手术的难易程度。

大多数心外科医生在讨论手术风险的同时会告知患者发生脑卒中的风险。对于大多数患者来说，这个概率大约为 1% 或者更低。脑卒中这一灾难性并发症对于心脏手术来说是难以摆脱的，原因有很多，一部分与手术本身有关，随着年龄的增长，附着在动脉壁上的"奶酪"样斑块会逐渐增多，供应脑部血供的 3 根动脉源于主动脉上端的弓部，手术中在主动脉上进行任何操作，都可能导致动脉壁上的粥样硬化斑块脱落。这些小碎块顺着血流可能进入脑部，堵塞脑内的动脉，从而引起脑卒中。另一方面，心肺机的应用也有可能影响患者包括大脑在内的所有脏器的血流状况。而打开心脏进行瓣膜置换或修复，就如同打开房间的房门，使其充满了空气，在手术完毕关闭房门之后，血液回流入房间，虽然医生想尽各种办法最大限度地将空气排出房间,但是谁也无法保证能彻底排尽所有的小气泡,这些小气泡随血流进入大脑小血管也会引起脑卒中。最后,通常冠心病患者其他动脉上也会有斑块(包括脑内动脉),这种斑块脱落也会造成脑卒中。所以说脑卒中的风险虽然不大,但无法完全避免。

尽管严重的脑卒中很少发生,但是出现轻度的脑功能障碍是很常见的。患者常常在手术后的前几天感到昏昏沉沉,大脑不像以前那么灵敏,注意力也无法集中。同时,患者还经常会出现轻度的精神障碍,例如,妄想、幻觉或时空错乱,这种情况就是术后谵妄。幸运的是,这些影响大多是短暂且相对容易处理的,但有时也会相当棘手。

我记得,曾有一位端庄优雅的老太太,她接受了一个简单的心脏手术。在手术后的前几天,她经常会在深夜起床,爬到同一病区的男性患者的床上睡觉。好在这种现象并没有持续太久,一个星期后她出院回家时已经恢复了往常的优雅,但她清清楚楚地记得自己在医院的所作所为并且感到羞愧难当。在术后的随访中,我们花了很长时间开导她:她没有犯错,也不是一个放荡的人,这些貌似出格的行为的罪魁祸首完全是术后谵妄。

与这种公共场合下的自制力丧失相比,更常见的是偏执妄想,即患者确信这是针对他们的一场精心策划的恶毒阴谋,整个医疗护理团队都参与其中。我们已经目睹这种妄想会导致各种麻烦,从单纯地拒绝服药到打电话向警察求救,请求把自己从这些正要"毒害"他们的"恶毒"的医护人员手中营救出来。在大多数情况下,我们可以通过温和的宽慰来应对,偶尔使用药物,情况很快会好转。但是,有的时候结果却会出乎意料。

79 岁的赫克特患有呼吸困难和心绞痛多年。在大量用药仍不能减轻其病痛的情况下,他被转诊到当地医院心内科去查找病因,寻求治疗方案。医生给他做了几项检查,发现赫克特的心脏有两个重大问题:严重主动脉瓣狭窄和冠状动脉的多处阻塞和狭窄,这导致他的心脏非常虚弱,他长期生活在心肌梗死和心力衰竭的阴影下,如果不积极救治,赫克特随时都可能死亡。

解决问题的唯一办法是给冠状动脉搭 4 根桥,同时行主动脉瓣置换。这个手术对于高龄并且心脏虚弱的人来说是一次重大挑战。但是平衡两者利弊,对赫克特来说,接受手术可能比保守治疗更有活下去的希望。在几个星期前的术前门诊评估时,我们和赫克特就各种治疗方案进行了坦率、充分的讨论,向他强调了手术的必要性,同时告知了手术存在的巨大风险,他最终选择了手术治疗。入院第二天,我帮他置换了主动脉瓣,并在心脏上搭了 4 根桥。手术进行得很顺利,在重症监护室(ICU)里待了一个晚上后,他的状况看起来非常好,于是我们把他转入了普通病房。

过去我们两个外科病区的命名是相当随意的，一楼的叫外科底层病区，在它楼上的就叫外科顶层病区。赫克特离开 ICU 后转往位于二楼的外科顶层病区(为了表达我们对鸭塘和它呱呱叫的居民的敬意，顶层病区现在被叫作"野鸭病区")。

手术后第三天早晨，从心脏的情况来看，赫克特恢复良好，但是照顾他的护士们注意到他表现出了相对"友好"的轻度偏执妄想。他脸上带着微笑，偶尔会对一位护士说："我知道你为什么在这里，你想杀了我，是不是?"护士们让他放宽心，事实并非他说的那样。当他起床走动并且对他的幻觉感到有些躁动不安时，护士们可以毫不费力地哄他回到床上。当时我们认为这只是轻度谵妄，并且很容易应对，没想到有一天会发生意外。

那天晚些时候，赫克特再次起床，慢慢地走向窗户，同一病房中的患者看到他打开窗户往外爬。庭院对面，另一个病区的护士看到赫克特时，他已经有半个身子在窗外了，她急忙沿着过道一边往这边跑一边呼救，试图冲进房间阻止他，但还是晚了一步，赫克特从 6 米高的楼上摔到了水泥地面上。顶层病区的工作人员通过医院总机的专用紧急热线立即呼叫"抢救小组"。

　　在英国所有急症医院①中都设有这样的小组，当患者因猝死、心脏停搏或遭受危及生命的病情剧变而需要抢救时，该小组会迅速被呼叫至患者床边。这个抢救小组由多学科医护人员组成，一般由值班的外科、麻醉或重症监护室医生，以及高级护士和技师组成，每个人都掌握紧急情况下快速心肺复苏所需的技能。在平时，该团队成员都在各自的岗位上各司其职，一旦接到呼救，则会按照既定排班迅速到达现场组成临时抢救小组。这是一支让人"起死回生"的团队。

　　医院总机发出了紧急呼叫，在医院不同岗位的 6 名抢救小组成员口袋里的寻呼机同时响起，先是尖锐的召集警示音，然后是语音播报"心脏停搏，顶层病区"，重复 3 遍。抢救小组的成员搁下手头的工作，全速朝着顶层病区汇合。到达目的地后，他们失望地发现患者已经不在病房里了，因为紧急呼叫响起时，患者已经从病房坠落到了楼下。他们立即掉头跑到底层病区，冲进庭院，患者仰面朝天躺在水泥地上，他对抢救小组说的第一句话是："我死了吗？"

　　经过初步检查处理，赫克特看起来还不错。他修复过的心脏有足够能力承受这些打击，但他的左腿不能动了。X 线片检查显示他左侧大腿骨和

---

①急症医院：acute hospital，在英国主要指不以收治临终关怀或康复为目的，有重症监护床位，或者急诊的医疗机构。

右侧骨盆骨折。我们赶紧安排了一辆救护车,将他送往附近的阿登布鲁克医院。

之后我从事故现场回到办公室,处理了一些日常的行政工作,查看邮件,再回想这一天的经历仍是心有余悸。

英国的急症医疗,很大的问题是病床的长期短缺。实际上,英国医院的床位数远远不能满足大众的需要,比其他大多数发达国家都要少。一项调查表明,法国每千人有 7 张床位,德国每千人拥有 8 张床位,而英国只有区区 3 张床位。这意味着公共卫生系统(NHS)架构下的所有医院都要尽力缩短患者住院天数。如果因为某种原因患者没有按计划出院,继而引起床位短缺,其他患者的住院和手术安排往往会因此取消。基于此,多年来出台的无数医院管理措施都在强调让患者加速出院, 皇家帕普沃思医院也不例外。几周前,我们任命了新的出院计划协调专员,帮助加快患者出院的速度。我打开的第一封邮件是由该协调专员发给所有外科医生的。这封邮件着重介绍了最新的加速患者出院的方法,并提出"红绿灯"出院计划。概括地说,就是将患者分成几类:

绿灯:可以出院;

黄灯:准备出院;

红灯:暂不出院。

　　该邮件建议尽快引入新方法,并要求外科予以配合。当我还在尝试弄清这个"红绿灯"系统是如何帮助患者尽快出院的时候,我的邮箱又"嘀嘀"地响了起来,戴维·詹金斯,我的同事兼好友,第一个回复了他对于"红绿灯"的想法:

　　十分感谢,知道了,可以试试,希望有用。

　　附:据说顶层病区已经试行了一种非常独特而迅速的出院方案,看起来非常有效,只是稍微有点儿过于激进。

　　我花了几秒钟来思考这家伙到底指的是啥方法,而后我忍不住笑起来,真是"坏事传千里"啊!当我还在品味他的黑色幽默时,尚未知晓刚发生的患者坠楼事件的新协调专员又发来了邮件,他天真地回复道:

　　顶层病区不应该在没有商讨的情况下做出任何改变……
　　我得和他们护士长说一下。

　　这次我忍不住要向他阐明一下情况了,所以我回复道:

　　我想戴维指的是患者越窗而出的事件。

　　这时,史蒂夫·拉奇,我的另一个外科同事兼好友,回办公室看到了这

一系列邮件,然后他跟进道:

我很遗憾地通知你们,底层病区做不到,这种出院方式对他们来说负担太重。

于是我略带尴尬地回道:

你这是对地球引力定律的极端无礼,事实真相是:我们应该放下傲慢,接受现实,我情愿相信这是可行的。

史蒂夫又回复道:

总而言之,这是患者出院方式的突破性发展,可以说是向未知的飞跃!

戴维接道:

患者越窗一小步,出院跨越一大步。

老实说,我不知道我们这种荒谬的玩笑还可以继续多久,但当我收到来自临床管理办公室的邮件时,就不得不戛然而止了:患者的儿子在其律师的陪同下,要求与医院管理层紧急会面,同时也要求我在场。为防止节外生枝,我立即删除了所有说笑的邮件,并建议史蒂夫和戴维也这么做,提醒他们千万不要幻想着把这些邮件藏在某个安全的地方,以后再拿出来慢慢回味。在这几个小时里,后勤维修小组迅速出动,加固了顶层病区的所有窗户,以确保窗户可以打开的程度不足以让一个人通过。

几周后,一个星期三的下午,我在翻阅门诊复诊患者预约名单时,看到了赫克特的名字。我在想假如他经历过这些磨难之后已经可以来复诊了,他会是怎样的状态呢。他确实出现了,并且自己走进了房间,骨折也已愈合了,心脏手术和坠落伤都已完全康复。他对结果感到满意,并劝说儿子不要对医院采取任何法律行动。离开门诊的时候,他看起来很高兴。

在接下来的欧洲心胸外科学会的年会上,我遇到了法国外科医生弗朗索瓦·让克斯,他也是我学术科研领域的长期合作伙伴。我们决定去喝一杯,并且一如既往地分享关于各自患者的奇闻逸事。我顺势跟他讲述这个故事。听完后,他的表情有些忧郁,他说几年前,他治疗过的一位年轻的女性患者做了几乎相同的事情,在接受心脏手术后越窗而出。我问他:"那位患者没有大碍吧。"他用无情的目光盯住我,缓缓说道:"你忘了吗?我们的外科病房在9层。"

第 5 章

保护
冠状动脉

好在心脏手术通常并非总是像我前面章节讲述的那样惊心动魄。心脏手术牵扯上生孩子或者坠楼的毕竟是少数，这是当一辈子医生才可能碰到一次的事件。绝大多数手术，过程平稳，很少或基本没有并发症，治疗结局良好且可预测，当然事情也有例外。心脏外科仍是一个相对年轻的学科，在发展的早期，心脏手术确实有点令人毛骨悚然，死亡率曾经达10%，甚至更高，心肺机故障、术前诊断不够准确、术者人为差错等因素都可以导致灾难性后果。外科医生虽然会尽全力，但仍做不到尽善尽美、未卜先知，他们在这条没有人踏足过的道路上摸爬滚打，进行开创性的手术，反复修正，逐步检验并确立治疗方案。

现今，我们对一台手术的技术细节已经充分了解，也知道手术的风险和可能的获益，能识别哪些患者能挺过手术难关，哪些患者挺不过去，知晓患者术前、术中及术后的看护要点，可能会出现哪些并发症，制订可能出现问题的处理预案，也能够诊断和处理很多始料未及的并发症。一句话，心脏手术已经成为常规医疗手段，其中，最常规的手术是治疗冠心病的冠状动脉搭桥术。但是为什么会出现冠心病呢？能不能做些什么来避免冠心病导致的严重后果呢？

很多人对自己的健康状况很关注，确实应该如此。这类人通常更关注心脏，特别是如何预防冠心病。显而易见，冠心病非常常见，造成很多人英年早逝,是西方世界的"头号杀手"。冠心病到底是什么?我们为什么会得冠心病?该疾病的发生发展过程是怎样的呢?

　　心脏的生理功能是将富含氧气的血液泵送至全身所有脏器。没有血液滋养,器官会死亡。血液通过主动脉和其分支动脉进入各个脏器,动脉是从心脏发出的,静脉里的血液则会流向心脏。身体任何部分都需要有动脉提供血液得到滋养, 所以供养人体的动脉形成的网络是很可观的。假如滋养脏器或肢体的重要动脉完全堵塞,脏器或肢体就会坏死。如果这种情况发生在滋养脑部的动脉,就会导致脑卒中,即部分脑组织坏死。身体其他部分也可能发生类似的悲剧,如果动脉堵塞,肠道会发生坏死,脚会溃烂等。

　　与身体其他脏器一样,心脏也需要血液供应。事实上,如果以等重量的脏器需要的血量来衡量,心脏显得非常贪婪,需要很多血液,跟肢体上的肌肉不一样,心脏一直在跳动,不管你是在跑马拉松,还是在谈情说爱,抑或只是在睡觉。即使你在休息,心脏也不能休息。心脏通过两根动脉获得血供, 即左冠状动脉和右冠状动脉。这两根动脉得名于其环绕在心脏上,就像王冠,是主动脉最靠近心脏的两个分支,发出的地方就在主动脉瓣上方数毫米。左冠状动脉主干很短,仅一两厘米长,很快分成两个主要分支,即前降支和回旋支。医生和了解相关知识的患者谈论的三支病变,指的就是前降支、回旋支和右冠状动脉这 3 根动脉的相关病变，同理，还有三支搭桥。

　　冠状动脉的粥样硬化就像水管中的污垢，随着时间的推移，逐渐积少成多。它的内膜会长出粥样斑块，这没什么奇怪的，所有的动脉内膜都会随着衰老而变得不光滑。持续承受血流的压力和冲击，也会损伤内膜，斑块就逐渐堆积。只要给予足够的时间，我们体内所有动脉都不可避免地会变得粗糙。但是冠状动脉出现斑块后，造成的后果要更严重一些。首先，因为其管腔细小。前降支、回旋支、右冠状动脉直径如果超过 2 毫米，在我眼中就已经算硕大无比了。故而，斑块很容易堵塞冠状动脉，使得血流减少到足以导致恶果的程度。其次，冠状动脉很重要，因为其向心脏供应营养。如果堵塞就会导致部分心肌坏死，即心肌梗死（简称"心梗"）。当冠状动脉狭窄到血流显著减少后，心脏就会以心绞痛来提醒它缺血缺氧了，心绞痛是一种弥漫于胸部的钝痛，特别在运动时发作。心绞痛最常见的原因是冠心病。那么如何预防冠心病呢？

　　对于冠心病和生活方式之间的关系，公众和医学界已经达成共识。鉴于此，有健康意识的人们开始涌向健身房锻炼、跑步、骑自行车、戒烟、限制饮酒，小心地限制饭量和选择食物种类。为了活得更久，人们还热衷于开展保持心脏健康的医学研究。大众媒体对此也是孜孜以求，就像关注癌症一样。记者们对任何心脏病研究的新闻都非常感兴趣,这些研究的新进展可能会使心脏更健康,也意味着更长寿。任何关于饮食和生活方式的细节都被拿来分析其与冠心病的联系。这导致了雪崩式的科学研究,继而产生了海啸般汹涌而来健康建议,不仅是全科医生、医院、科研人员、医学会、医学杂志,还有膳食营养师、生活方式管理师、电台主播、电视节目主持人、八卦杂志、传统报纸,等等。其中有些建议是中肯的,有些则不然,甚至与其他建议和证据相悖。那么到底该接纳哪些有利于心脏健康的建议呢?

在讨论心脏之前,先来解决一个和健康建议的普适度高度相关的问题,作为大众,关于健康风险,我们该如何做决定?现状是,我们常常一头雾水。我们根本没有获得足够的信息,并不清楚那些关于心脏病风险的真实情况。有时,我们获得的是有益的资讯,有时我们得到的资讯则是错误的,甚至有时我们没有获得任何资讯。我们的知识储备本就捉襟见肘,还要被两大因素扭曲,一是直觉主义者,二是媒体偏颇的误导,有些是基于宗教狂热般的健康洗脑式建议。最后,我们大多数人没有接受足够的教育来理解和解读风险,而是摸着石头过河,然后不慎落水,这就是普通人探索和做判断的方式。在众多被扭曲的错误信息和错误判断之下来得出关于健康的决定,如果还能存有理性的判断和思考,那真是奇迹!

接下来聊聊一种"丧心病狂"的心脏恶性肿瘤。这种肿瘤恶性程度极高,被叫作心脏纤维肉瘤。这是最让人绝望的疾病。没有任何治疗手段,无论用现在任何可用的治疗方法,如手术、化学治疗、放射治疗,都必然导致死亡。从诊断到死亡,平均存活时间为 11 个月。而且,心脏纤维肉瘤患者的死亡过程极其痛苦、悲惨。罹患这种疾病真是人间惨剧。现在,让我们打开一份报纸,比如《每日邮报》(*Daily Mail*),它热衷于传播医学研究的最新消息,尤其是涉及癌症的研究。今天刚出版的这一期的头条新闻,正是关于这种让人谈之色变的病魔的报道。该报道称:"最新研究表明,每日饮用一杯咖啡,会使罹患心脏纤维肉瘤的风险增加 92%。"

读完,你会戒掉咖啡吗?毫无疑问,你应该戒,马上戒!你非常珍惜你的心脏和健康,难道不是吗?谁愿意因为贪一杯咖啡,而搭上一条命,而且是死于心脏纤维肉瘤?第一直觉,扔掉你的咖啡机,这看上去是理性决策,但就我们目前掌握的证据来看,这种做法并不正确。请听听我的解释。

第一个疑问,心脏纤维肉瘤很常见吗?答案是,非常罕见。心脏纤维肉瘤是心脏原发性肿瘤中最为罕见的一种,只占心脏肿瘤的 3%。心脏原发性肿瘤本身就够罕见了,人群中只有约 0.001% 罹患此病。也就是说,一个人罹患心脏纤维肉瘤的概率是 0.03×0.00001,大概就是 1/3 000 000,300 万人中才能碰上一位。报纸的报道看上去危言耸听,风险大幅增加,"增加 92%",几乎翻番,但一算,也就从微乎其微的 1/3 000 000 上升到了"九牛一毛"的 2/3 000 000!

这会让你抛弃咖啡吗？显然不会。快给我来杯意式浓缩咖啡压压惊, 还要双份的！就这样的依据,对我来说,等于喝咖啡与罹患心脏纤维肉瘤没有任何关系,咖啡才不背这个锅。这些可恶的"标题党",尽发一些这样的恐怖故事。当然,对于此类研究做负责任的报道也可以,"咖啡可能轻微增加罹患一种非常非常罕见的疾病的风险，但这种风险仍然是可忽略不计的",这才是实事求是。可为了销量,为了博眼球,媒体是不会这么写的, 所以我创作的新闻头条,只能进垃圾桶。下一次,当你看到那种声称会大幅度增加患病风险的报道,你应该先问问,大幅度增加了什么风险,到底增加多少？

以下是另一则耸人听闻的新闻报道,虽然是我虚构出来的，但现实中,类似的报道比比皆是：

无糖可乐让你肥胖！

科学家已经证明,低热量碳酸饮料的摄入量与肥胖相关。某大学进行的一项大型科学研究中,科研人员拦住从办公室里走出的手里拿着碳酸饮料的人，让他们称体重。发现喝无糖饮料的人，其平均体重比喝含糖饮料者要高 19 千克。基于这项发现，有必要开征食糖税。卫生部对此暂未发表评论。

这一次，我不怪卫生部长。在这篇指鹿为马的新闻报道中，有一个非常明显的错误假设，即关联意味着因果关系。也就是说，甲乙两件事情先后发生，则甲为乙的原因。但这存在逻辑错误。乙可能导致甲，甲也可能导致乙，另一种解释是甲乙这两件事都是由丙导致的。对于肥胖和无糖饮料之间的关系就有 3 种可能的解释。第一，无糖饮料导致肥胖，这也是报纸一厢情愿认定的。第二，肥胖导致喝无糖饮料，因为你胖了，开始担心自己的身材，所以转而改喝无糖饮料了。对于现实场景，这种解释显然更合理，当然确切情况还需要严谨的科学调查来确定。第三，肥胖和喝无糖饮料都是由第三种因素导致的，比如文化、遗传因素等。

你可能觉得我编出这个虚构的例子有点儿不太严肃，但类似的思维模式，普遍存在于洗脑式的保健宣传之中。例如，人们认为心脏病发病率较低与地中海饮食或适量饮用红酒之间存在联系。这些情况可能跟心脏健康有关，但也可能未必有关联。

NHS Choices[①]网站上有一个模块,标题是"保持心脏健康的 10 个小贴士",建议戒烟、多运动、控制体重等。

论证吸烟和冠心病之间关联的证据已经不胜枚举,简而言之,与不吸烟者相比,吸烟者发生心肌梗死的概率要高两倍,冠心病在老年人中是很常见的。而对于小于 50 岁的人,吸烟者发生心肌梗死的风险是不吸烟者的 5 倍,惊人的 500%！与心脏纤维肉瘤的发病率相比,冠心病和心肌梗死则不足为奇了。关于吸烟导致心脏病的机制,也已经有深入研究,烟雾的有害物质直接破坏冠状动脉的内膜。事实上,这些有害物质会对所有动脉的内膜造成损伤,这种有害效应在脑部和下肢的动脉上更加显著。这确实是事实,尚无人进行这样一项随机对照研究,对比吸烟者与不吸烟者,谁先死于心脏病,因为基于现在已经获得的证据,进行这样一项研究是不人道的,不符合伦理的。很多为了帮助吸烟者戒烟的措施,已经显著减少了冠心病的发病率,这 20 年内我们见证了发病率被逐渐控制, 而确信主要是人群中吸烟行为减少的结果。再想想,除了冠心病,吸烟已经被证实可以导致肺癌,还有其他很多让人谈之色变的癌症,该网站也建议彻底摒弃吸烟这种恶习。

①NHS Choices：由 NHS 建立的旨在为大众提供医疗及健康建议和医学科普的网站。

　　为保护我们不患冠心病,如何决定我们的生活方式?我认为答案很简单,但这些观点可能会被那些健康信息的狂热传播者嗤之以鼻。我的观点如下:

　　第一,我们必须明确,冠心病的危险因素中,哪些肯定是我们没有办法改变的,即确实没有任何生活方式的改善能改变这些因素。包括:

- 遗传背景,这取决于你的父母,及你近亲中冠心病的患病情况。
- 年龄,只要你足够老,就越有可能得冠心病。
- 性别,男性比女性更容易得冠心病。

以上这些危险因素,我们除了接受,无力改变。

　　第二,以下这些危险因素已经被证实,且我们可以实实在在地做一些改善。

- 吸烟,真的非常非常有害健康,这是事实。
- 肥胖也是健康杀手,这也是事实。

　　对于这两项危险因素,我们能做的很简单:一定要避免。别吸烟,别让自己变得太胖。扔掉香烟,吃饱以后,马上放下刀叉,当然对于中国人,是马上放下筷子。除了冠心病,如果你不及时做出改变,这两项因素还可以导致更多糟糕的事情。

不同的人对于察觉自己是否吃饱了有不同的方法,这与成长环境、文化、社会压力等有关,但底线是,如果一个人摄入的热量比其消耗的多,那么多出来的那部分食物就会转化为脂肪堆积在体内。然后就会发胖,解决的办法是,少吃或者多动,最好是双管齐下。

随着年龄增长,减重的困难会越来越大。很多人知道,处于青春期或者青年人,即使吃得很多,也不会发胖。但到了 30 岁以后,同样的食量,就会导致体重超标。这个现象有简单的科学解释,30 岁以后,我们的肌肉量减少,这个过程甚至已经被命名为与年龄相关的"肌肉丢失症"。肌肉量减少会带来很多不良影响,它会影响力量和灵活性,使锻炼变得更加吃力和意愿降低,从而导致人们更加不爱运动,以及更多的肌肉损失。而肌肉量的减少也与肥胖直接相关,其中的机制也一目了然。

肌肉是相对有活力的组织,血供更丰富,燃烧更多卡路里。脂肪则相反,就是一堆储存热量的黄色油脂,代谢活力低下,只有很少的血管。也就是说,同是 80 千克的人,肌肉较多的人,即使他只是站着或躺着,也在燃烧大量卡路里,而肌肉相对较少的人,需要吃得更少才能跟前者保持一样的体重。换一种说法,如果你想如你在青春期时一样大快朵颐,就必须做大量运动,以保持你的肌肉量。做一些增强肌肉力量的锻炼,如普拉提②。我们有两个选择:要么任由肌肉量慢慢丢失,只好管住自己的嘴;要么在锻炼中挥洒汗水,仍可一饱口福。我选择后者,因为我是个"吃货"。

第三,以下这些危险因素,我们可以努力改善,尽管不能完全消除:

• 血压高不是好事。有些人通过锻炼可以降低血压,但如果没有达标,请服药!

• 糖尿病不是好事。1 型糖尿病,除了用药好好控制血糖外,别无选择。而 2 型糖尿病,则可以通过饮食控制,甚至可以通过减掉一些体重使血糖完全恢复正常。

• 血液中胆固醇含量过高可能不是好事,但这一点在医学研究中仍然存在争议。以下是我们已知的:动脉内膜上堆积的斑块含有大量胆固醇。基于此,少摄入胆固醇可能会减少动脉内膜上的胆固醇斑块。然而,高胆固醇血症必然导致冠心病这种说法还没有得到公认。换句话说,斑块内的胆固醇就是源自血液中的胆固醇这一点还没有被明确。通俗来说,饮食中摄入的胆固醇是不是会转化为血液中的胆固醇也无定论,机体内大部分胆固醇实际上是肝脏自己合成的,因为人体组织需要胆固醇,尤其是脑组织。然而,如果你想控制血液中的胆固醇含量,更简

---

②普拉提:以德国人普拉提(Pilates)命名的一种锻炼方式,与瑜伽类似。

单、快速、有效的办法是服用他汀类药物，而不是饮食调整，无论如何忌口，也不如来一片药。也就是说，如果你有高胆固醇血症，尤其还是高危人群，已经患冠心病或存在上述危险因素，服用他汀类药物就很有必要。只要没有发胖，就可以继续吃原来爱吃的食物。大部分人服用他汀类药物只有些许副作用，若你属于以上人群中的一类，且可以耐受他汀类药物，你可以考虑服用。他汀类药物不会对你的身体有损害，对你保持健康可能有帮助。我本人也属于高危人群（详情见第 16 章），所以我也在服用他汀类药物。

最后，我们不得不面对一些困境。以下这些情况还没有被证实或者相关证据存在争议。对此，你只能自己判断。人与人的想法不同，每个人对于风险的关注也不同。在我看来，我们选择自己的生活方式，只是因为这是我们想要和享受的生活。我们只能活一次，我们当然希望活得久一点儿，但也希望过得快乐、愉悦。我们准备在多大程度上牺牲一些乐趣来换取（不确定的）寿命的延长，这是一个见仁见智的问题。我们都知道，滑雪、冲浪都有危险，这些运动比在家里瘫在沙发上可危险多了。但是如果你试图去说服那些狂热的滑雪爱好者或冲浪发烧友，让他们放弃热爱的活动，安安静静地窝在沙发里，他们一定会觉得你疯了。我自己对这类问题的看法是，我会断然拒绝因以下任何一种原因而改变自己的生活方式：

• 任何还没有明确有害的食物。

• 任何看上去非常恐怖,但发生率极低的风险。

• 患某种疾病的风险很常见,但也不是那么可怕,我想我可以很坦然地接受这种风险。

对于第一类,就是那些报纸、杂志、狂热的健康信息传播者喋喋不休地向公众灌输的所谓的垃圾食品,包括红肉、黄油、奶酪、薯片等。我随心所欲地吃所有这些食物,你也可以考虑跟我一样享用,只要没有发胖。

换句话说,关键不是你吃什么,而是吃了多少!

第 6 章

小菜一碟?

　　我们做得最多的日常手术是冠状动脉旁路移植术（又称冠状动脉搭桥术），缩写是 CABG。很多外科医生口语上常称其为"cabbage"[①]，一些严肃刻板的医生应该不喜欢这么叫，因为这个单词是卷心菜的意思。我虽然比较随意，但也知道在家属能听到的场合下，称呼"7 床，卷心菜"，也是不妥的。

　　CABG 的目的首先是缓解因冠状动脉狭窄或闭塞导致的心肌缺血、心绞痛。对于一个其他状况良好，仅仅因心绞痛需要接受冠状动脉搭桥的患者，可以在术前一天或手术当天入院。先为患者做好全身麻醉准备，置入一些用于监测和给药的导管，然后用轮椅将其送入手术室。在手术室内，外科医生用胸骨锯锯开胸骨，然后游离出左侧胸骨后面的乳内动脉（又称胸廓内动脉），这根动脉是接通心脏前方冠状动脉最理想的血管。同时，另一名医生取出患者腿上的静脉。取出静脉的长度取决于需要做几根搭桥，如果只做一根搭桥，那么取一支圆珠笔长的一段静脉就够了，如果是做 3 根以上搭桥，可能需要取下从脚踝到大腿根部的整条大隐静脉。当血管桥取好以后，医生会将患者连接上体外循环机，阻断主动脉，灌注高

[①] cabbage：英文原意为卷心菜。在欧美，冠状动脉旁路移植术（coronary artery bypass grafting,CABG）是成人心脏外科最常见的手术,也是年轻心脏外科医生入门培训的手术。CABG 的读音与 cabbage 比较相近,故有此用法。

浓度钾溶液使心脏进入保护性停跳状态。

首先静脉桥的近端或乳内动脉的远端会用精细的聚丙烯针线缝合到冠状动脉堵塞段的远端冠状动脉上。每处吻合需要 10~15 分钟。因为乳内动脉的近端仍然连接在动脉网上,故只需吻合其远端即可。而静脉桥则需另外连接至全身循环,所以它的另一端还需要吻合至主动脉,因为主动脉是手术切口内距离最近的动脉。当所有桥都吻合完成并检查确认通畅后,撤除体外循环,关胸,留置 2~3 根引流管用于引流出血,监测引流管的出血量,如果手术后出血量偏多,需要返回手术室止血。

绝大多数 CABG 属于日常工作,治疗效果可以预测而且相对安全。但并不是说, 这是一种毫无风险的手术, 与其他很多外科手术一样,CABG 有时也非常具有挑战性。事实上,心脏外科领域很多上头条新闻的手术,如心脏移植、心肺联合移植、人工心脏植入,技术操作上并没有很高的挑战性。这些手术当然耗费心力, 但因为在相对大的结构上进行缝合等操作,故其外科操作技术都在大部分医生的能力范围之内。与之相反,比较细的冠状动脉直径仅有 1 毫米,当其存在严重病变、走行在心肌内、钙化,或者不可见甚至无法触及时, 进行搭桥就变得非常具有挑战性和风险性了。此时,偏差零点几毫米就可能缝得过深,或者误缝到了冠状动脉的对侧壁,或者缝合吻合口不够平滑而导致血流受阻。发生冠状动脉阻塞,就意味着心肌梗死,本来已经缺血甚至梗阻的心脏常难以承受再一次心肌梗死,这会直接导致患者的围术期②死亡。扭曲、细小、弥漫性病变、动脉壁钙化的冠状动脉都很容易出现这种情况。当被问及所有心脏手术中,哪一种最具有技术挑战性时,我一贯的回答是"高难度的冠状动脉搭桥",我想很多同仁也持此观点。

手术完成后,患者被转送至重症监护室,脉率、血压、心电图、体温、尿量等都会被严密监测一段时间。护士会定时采血,检测血糖和其他生化指标,以确保肺、肾等脏器功能状态良好,所有这些结果汇总出一个结论:手术后心脏是否在欢快地跳动,以及机体对大病初愈的心脏射血功能的满意程度。进入监护室 3 小时后,如果一切良好,出血量不是太多,护士会停用镇静药,患者逐渐苏醒过来。患者会感觉到喉咙里有根管子,这就是连接呼吸机的气管插管。这根管子插在喉咙里很不舒服,当患者完全清醒,能够自己呼吸时,医生或护士就会拔除插管。这时通常不再需要禁食,如果患者愿意,可以喝杯水。术后第一天早上,患者就能坐在椅子上用早餐,然后,可以从监护室转回普通病房。第二天,其就可以站立并在床边缓步行走。术后第三天,在物理治疗师的帮助下,其能够进行更多走动。术后第

---

②围术期:是指以手术治疗为中心,包含手术前、手术中及手术后的一段时间,具体是指从确定手术治疗时起,直到与这次手术有关的治疗基本结束为止。

四天,其可以一口气通过病房走廊。术后第五天,其能够上下一层楼梯,并准备出院。此时,患者会感到些许劳累,但休息后即可缓解。如果进行一些体力活动,患者会欣喜地发现,原来困扰他生活的心绞痛已经完全消失。

大部分心脏手术的过程即是如此。全世界一半的心脏手术是 CABG,对于大多数患者,尤其是 75 岁以下的相对年轻患者,如果一般情况良好,都能平稳度过手术这一关,术后顺利康复。

需要搭桥的患者大多数是:男性、中年(或者老年),有些超重,可能合并糖尿病、高血压或高血脂。其可能吸烟,有冠心病的家族史。我的好朋友利亚姆·休斯,是诺里奇市的一位心内科医生,他为我转诊了一位很不寻常的需要搭桥的患者——艾玛·查普曼,她很年轻,才 35 岁,身材苗条,无糖尿病、高血压、高血脂,也无心脏病家族史。唯一的危险因素是她曾经吸过烟,但远远不至于让她这么年轻就罹患冠心病。可是她有心绞痛,一用力就会发生严重呼吸困难。开始,休斯没有考虑冠心病,但她的症状很典型,经过一段时间的考虑,他给她做了冠状动脉造影。造影需要从手腕或大腿根部的动脉置入一根导管, 将导管头端送达主动脉根部的冠状动脉开口,注入造影剂使得冠状动脉在 X 线下显影。图像明确显示她的一根冠状动脉已经完全闭塞,是前降支。

前降支是人体最重要的动脉之一，其滋养心脏前部，包括大部分的左心室。一旦闭塞，很大一部分心肌将缺氧，会导致严重的心肌梗死，因此，心内科医生给前降支取了一个"寡妇制造者"的绰号。艾玛的前降支完全闭塞，但其心脏形态良好，说明她比较幸运，当闭塞发生时，没有造成大面积心肌死亡，她的心脏保持了良好的功能。然而她一部分心肌出现了缺血、缺氧症状，一旦进行体力活动，她就会因心绞痛、胸闷发作而被迫中止。她希望我能做点什么。

从生存的角度来说，CABG 对她帮助不大，前降支已经完全堵塞了，因此病情不能再恶化了。她已经扛过前降支闭塞的巨大打击，其他冠状动脉看上去情况良好。由于当时她的冠状动脉并无造成生命危险的情况，之所以考虑进行手术只是为了消除她的心绞痛和改善她的生活质量。因为她的身体状况良好，而且还很年轻，没有其他危险因素，所以死于手术的风险小于 1%。我们沟通了手术的情况，并解释了她需要承担的风险。为了消除心绞痛，她认为小于 1% 的风险显然值得尝试，我们达成了共识。在决定要手术后，接下来将讨论手术切口的选择。

大部分心脏手术需要完整地暴露心脏，在前胸做正中切口，完全锯开胸骨；对于部分病例，可以考虑选择小切口，她正好适合。前降支位于心脏前方，用作桥血管的左乳内动脉在胸骨后方左侧。事实上，这两根动脉之间相距仅 5~10 厘米。因而搭桥可以从左侧乳房下方的小切口进行，从肋骨之间进胸腔，从胸壁游离下乳内动脉，打开心包，只要保证前降支在视野之内，就可以在心脏跳动状态下直接吻合这两根动脉，而不需要进行体外循环。这种微创切口手术的主要优势是对机体造成的创伤要小得多，康复会明显加快。另一个优势是，切口很隐蔽，即使穿内衣或比基尼也很难被发现，非常美观。

小切口手术的缺点是技术上更具挑战性，如果前降支距离左乳内动脉太远或者深陷在心肌内，则通过这个微创途径难以完成搭桥手术。这种情况只有在做了小切口，探查后才可以知道。如果经过小切口发现手术无法完成，或者风险太大，则只能缝合小切口，另做前胸正中大切口，最终患者会有两个切口，而不是一个。在我的经验中，每 10~20 例此类手术中，会有 1 例转为大切口，我把这些情况告知了艾玛，让她做选择。她选择了小切口方案。鉴于她身材苗条，冠状动脉造影显示前降支位置良好，我相当自信能以小切口完成手术。我将她列入了手术等待名单。

艾玛星期一上午入院，我计划下午为她手术，是当天第二台，也是最后一台手术。主任麻醉师乔恩·麦凯负责麻醉。当我正在重症监护室查看当天第一例手术患者时，他呼叫了我。我来到麻醉间③，发现他正在发火。原来当他进行麻醉后，艾玛开始出现心律失常，心跳紊乱，而且跳得很快。

"我不赞成你给这个患者做微创切口"，他说，"你看，她的心脏在麻醉过程中很不稳定。老兄，还是改做常规大切口吧，这样我们更有把握。"

我考虑了一下他的建议，觉得不太合理，这是一位仅有一处冠状动脉闭塞的女性患者，身体其他部位都很健康。已经闭塞的病变不会变得更糟。而她为什么如此不稳定，简直匪夷所思！为何做常规切口就会有改善？我不同意他的提议，请他用药来稳定心律，根据我的判断，可能是麻醉用药引起的特殊反应导致心跳紊乱。手术按原计划进行。虽然乔恩依然不情不愿，最终我还是说服了他。他用了一些减缓心率的药物，我们按原计划手术。

我在左侧乳房下做了一个小切口，游离出乳内动脉。打开心包，前降支跃然眼前，就在我预期的位置，但非常细小，直径最多也就 1 毫米。我当时心想，"不会吧？这根血管这么细小，它的阻塞就会导致如此严重的心绞痛和呼吸困难？"但我搁置这些想法，继续手术，把这两根动脉接在一起，

③麻醉间：在英国，一般是先在麻醉间对患者进行麻醉，然后将麻醉状态的患者推入手术室再进行手术，也就是说麻醉间和手术间不在同一个房间，而国内普遍是患者直接在手术间进行麻醉。

此时心脏跳动欢快且规律。乔恩也平静下来了，一切进展顺利。仅两个小时不到，手术就结束了。对于这个结果，我很满意，几乎忘记了麻醉中心律失常和动脉细小这档子事了，艾玛被送入重症监护室。

那天晚上我得负责照看两个女儿，因为我妻子要带着两个儿子去学校参加家长会。在她出发前，我紧赶慢赶地回到了家里，在客厅里安顿好两个女儿，聊天、玩游戏、看电视。一个小时后，电话响了。是当天重症监护室值班的住院医师，他告诉我，"您那位年轻患者，艾玛，在没有任何征兆的情况下，突发心脏停搏。她已经出现心室颤动了。"心室颤动是一种极其严重的心律失常，心肌纤维无规律地颤抖，心脏完全失去泵血的功能。"我们立即给她电击除颤，暂时把她从鬼门关拉回来了。现在血压和心跳都已恢复，一切看上去都还好，在此向您汇报"。我心里一沉。

我完全不能解释为何会突然出现这种病情剧变。这位患者仅仅存在一处冠状动脉闭塞，并无其他异常病情。而且那根闭塞的血管已经做了搭桥。难以置信，在顺利完成手术两个小时后，怎么会发生这些？退一万步讲，即使我的手术有问题，搭的桥完全没用或者桥血管里突然形成血栓发生堵塞，她也不至于进入比手术前更差的状态。这真是匪夷所思。

在当一位尽职尽责的父亲的同时，脑海里还要厘清这一团乱麻，这真不是一件容易的事儿！大约半小时后，我努力让忐忑的心稍微平静下来，安慰自己：这是一个反常的事件，但从现在起，艾玛和她的心脏会平稳如初，没事了。我试着把注意力挪回女儿的身上，毕竟这是一个美好而宝贵的夜晚，我平时很少有机会陪她们玩耍。

电话铃声又一次诡异地响起！

这次不是住院医师打来的，而是重症监护室的护士，我顿时如临大敌，一定有很糟糕的事情发生了。没有比重症监护室护士打电话来更令人揪心的了，这意味着住院医师正在处理非常紧急的状况，他甚至抽不出身来打一通简短的电话。这麻烦肯定是灾难级的，事实确实如此。

"她心跳又骤停了，心室颤动，电击也没用，我们正在进行胸外心脏按压，请您快来监护室吧。"

接下来几分钟是一阵手忙脚乱。我给相熟的邻居打了个电话，语无伦次地央求她帮我看会儿孩子，然后匆匆跳进汽车，风驰电掣地奔向20千米外的皇家帕普沃思医院。在路上，我一直将车载电话连接着监护室，以实时跟进那里正在发生什么。胸外按压一直在持续，同时在我的指令下，手术室已经做好准备。接下来的15分钟，我驾车狂奔，各种思绪如雪崩般袭来。

多年以后,我研究了我们外科医生在面对临床意外时的反应,以及我们在意识到某些事情严重恶化时的心理和行为模式。虽然它不像火箭发射那样精准、复杂,但这种模式实际上与瑞士著名精神病学家伊丽莎白·库伯勒·罗斯所描述的著名的"悲伤五阶段"完全相同。当然,她的分类主要着眼于人面对死亡过程中的心理反应,但也同样适用于任何其他形式的灾难,包括外科医生偶尔会面对的外科意外灾难。这五个阶段是:

1.**否认(和孤立感)** 我一开始的想法是:"这不可能发生! 我不相信。也许是搞错了。我马上去查看,一切都会好的。也许这就是一个恶作剧……"当我发现这五个阶段的后期版本在"否认"阶段的基础上增加了"孤立感"时,我非常赞同。毫无疑问,面对这种情况时,外科医生会被巨大的孤立感所吞没。无论如何,是由于我们外科医生的手术才导致了这场灾难,尽管我们得到了许多其他相关专业同行的支持、帮助和理解,但当涉及最终的责任归属时,责任只能由我们外科医生来承担,我们是孤立无援的。面临如此困境,这种孤立感真的难以承受。

2.**愤怒** 接受了这一事实后,我变得沮丧和愤怒,"为什么是我?这不公平!""这种事怎么会发生在我身上呢?""这是谁的错?""为什么会发生这种情况?"

3.妥协　"只要她能挺过这一关,让我付出什么代价都行。我保证再也不做微创手术了,下次一定听从麻醉师的建议,我会做一个好人,过更好的生活,对人慷慨、有礼貌、善待动物……"

4.抑郁　"这一切我已经受够了,何必再自寻烦恼呢?""她就要死了,抢救还有什么意义呢?为什么要继续呢?我为什么还要给自己惹事？肯定还有更好的谋生方式,怎样都比坚持干这个可怕的职业强。"

5.接受　"一切都会好起来的,我不能改变已经发生的一切,但我可以把后续的事情尽量处理好。一切还有转机。"

聪明人一看就知道,在这五个阶段中,前四个阶段对于摆脱困境毫无帮助。事实上,它们只不过是暂时被疯狂冲昏了头脑。但我们必须先跨越这四道障碍,才能到达第五阶段的"接受",最终开始采取某种明智和理性的解决方案以摆脱困境。对此,我已深有体会,在学术会议和培训中,我会教同行和受训者们所有必要的技巧,以帮助他们能更快越过前四个障碍,用人类能达到的最快速度去恢复力量,拯救患者的生命。那晚,我自忖在到达医院时已经跨越了前四道关口。晚上9点半,我在离手术室最近的地方匆忙停了车,奔入更衣室,套上手术衣,三步并作两步进入手术室,患者刚好被推入,五六个人守护着她,还有输液架、呼吸机和监护室带来的杂七杂八的物件。

监护室的护士莫拉，在床上跪跨于艾玛身上，在紧急转运中继续施行胸外心脏按压。我们把奄奄一息的艾玛从病床转移到手术台上，在她胸口倒上一整瓶皮肤消毒液，顺带把正在做心脏按压的莫拉的手也一起消了毒，匆忙铺巾，快速开胸。这次再也不去考虑什么穿上内衣就看不到的微创切口了。我们得以最快速度连上心肺机，以确保她的大脑不会严重受损，然后试着解决她心脏出现的问题。几乎是从胸口到肚脐，我一刀划开皮肤至胸骨，锯开胸骨，暴露了心脏。胸外按压已经改为胸内心脏按压，我用右手握着心脏以达到足够的按压幅度，左手进行动静脉插管，连接心肺机。以上这些在几分钟内完成，我终于可以喘口气了，跟灌注师说："好了，开始转机"。体外循环开始。静脉血从右心房被引出体外，动脉血泵回主动脉。"1 升……2 升……3 升……全流量了"。灌注师说。谢天谢地，我终于可以停止心脏按压了，我的右手肌肉已酸痛无比。

我第一次看到了这颗心脏的全貌。搭好的桥仍然安然无恙，竟然没在开胸和胸内心脏按压中受损。心脏仍有心室颤动，每一条心肌任性地扭动着，整个心脏看上去犹如一团纠缠在一起的虫子，都在蠕动，但不是有效的规律性搏动。首先紧要的事情是心脏除颤，以终止这种无效的运动，我要求把除颤器电极板准备好。一个电极板放在心脏前面，一个放在心脏后面。

"10 焦耳，充电。"阿默·奥杜罗，另一位值班的主任麻醉师指挥道，
"放电"。

我按下了除颤器的放电钮。心脏犹如打了一个激灵，重启，开始了正
常的跳动。一切正常。整个心脏所有部位都在规律地收缩，没有一处运动
幅度减弱，没有任何缺血的征象，监护仪上心电图图形无异常。一句话，所
有情况都显示这是一颗健康、快乐的心脏。在欣喜中，我们互相对视。"这
到底是怎么回事？"此时此地，所有人心中都憋着这个疑问。

心脏总共停止跳动了半个多小时，并接受了外部和内部的有力按压，
以维持全身机体组织和器官的血供，让她得以存活。因此，在要求心脏再
次承担起泵送血液以支持循环之前，让心脏在心肺机的辅助下休息一下
是个好主意。但我想检查一下这根桥是否通畅。于是，在暂时降低了体外
循环的流量后，我们发现心脏已经可以承担起给机体供血的重任。我可以
清晰地触摸到桥血管在有力地搏动，这根桥血管确实是通畅的。这样我们
就放心了，重新把心肺机恢复全流量，让心肺机完全代替心脏承担循环，
在停体外循环前，让心脏再休息 30 分钟。做了这个决定以后，我暂时脱了
手术衣下台，走出手术室，去喝杯咖啡，这是此时我最想去干的事儿了。

半小时后，我满血复活，重新刷手上了手术台。阿默打开呼吸机，患者顺利脱离了体外循环，没有一丝波折。她的心脏很轻松地承担起循环重任，不需要任何强心药物或者其他辅助设备。我们拔除了各个插管，开始关胸。我用不锈钢丝把两半胸骨缝合在一起，正要缝合皮肤时，阿默却喊起来："血压又掉了！"我停下手中的动作，盯着监护仪屏幕，血压已经从100 跌到 60，然后 50，40，30……噩梦重现：心室颤动又来了！

再次除颤，无效。别无选择，需要再次开胸，再次上体外循环。我剪断并拔除不锈钢丝，按压心脏，动静脉插管，开始转机，全流量。再一次，开始体外循环后几分钟，心脏又欢快地跳动起来。

现在，我们该何去何从？

我们思考了各种可能性：艾玛的心脏属于容易激惹的那种类型，本就存在容易发生心室颤动的倾向，所以我们给予药物来抑制。这颗心脏可能没有得到足够的"休息"，我们决定这次让它再多休息一个小时。那么，我搭的桥本身有缺陷吗？基于两个依据，我排除这个疑虑，首先，我对自己搭的桥很有自信，而且一个小时前我摸过，搏动良好；其次，这根桥是搭在已经完全闭塞的动脉上的，我们都知道她在这根动脉没有血流的情况下，也依然活着，那么搭上这根桥之后，只会对她有益，而绝不会带来任何麻烦。

那么其他的冠状动脉呢？我们有没有忽略什么？有无其他部位的狭窄或闭塞也需要处理？我们细致地再次查阅了她的冠状动脉造影图像，没有任何异常发现，除了这一根动脉闭塞外，她其他所有冠状动脉虽然有些细小，但都很光滑。谁能告诉我为什么会发生这一切？

让心脏休息一小时，这是我们的应对措施，用药物抑制心室颤动（简称"室颤"），必要时使用其他强心药物来增强心脏功能。时间已经是凌晨1点，我迫切需要再来一杯咖啡。

心肺机再次关闭，心脏再次接管起血液循环，毫无波折。但是，大家已有心理阴影，我不再闭合胸骨，插管也不拔，继续连接着心肺机，以防万一需要再次转机。我们又等待了半个小时，盯着心脏，跳动很欢快，监护仪也没有显示任何血压下降等恶化征象，非常顺利。

"好了"，阿默说，"已经观察足够久了，她看起来挺好的，赶紧关胸，让大家干完活早点回家吧"。

我拔除了插管，有点忐忑，把心脏上插管的孔洞做了加固缝合，开始用不锈钢丝缝合胸骨。这一次，我连胸骨都还没缝好，艾玛的血压又崩溃了，紧接着又一次室颤了。我们再次拆除不锈钢丝，开始心脏按压，重新插管，第三次开启心肺机。

不可否认，肯定存在一些问题让这颗心脏备受折磨。看上去，它一会儿缺血，下一分钟却又若无其事。显然，心脏除了有一处闭塞，其他冠状动脉都没问题，而且这根闭塞的动脉已经搭上桥了。具体哪里有问题，我们仍是一头雾水，但我们还有一个帮助心脏缓解缺氧的手段，它可以缓解任何原因导致的心脏缺氧，这就是 IABP，即主动脉内球囊反搏。在冠状动脉开口远端的主动脉内置入一个香肠形状的球囊，让机器驱动着球囊有节奏地膨胀和收缩，就可以向冠状动脉灌注更多的血液。

死马当作活马医，护士推来了 IABP 机器，我把球囊置入患者体内。机器开始运行，我们又让心脏休整了一个小时。然后，心脏又一次从心肺机上毫无波澜地成功脱离。但在这一个小时里，我没有心情再溜出去喝咖啡，一直盯着这颗心脏，而且没敢拔心脏插管，也没有关胸，万一糟糕的事情又发生了呢。最后，我终于鼓起勇气拔除了插管。这次，我甚至都来不及拿起不锈钢丝，该死的室颤又来了！又一次，我把管子插回去。因为反复插管，主动脉和右心房都已经没有可以下手插管的空间了，我勉强找了一个缝隙把管子插到位，第四次开始体外循环。心脏又一次欢快地跳动起来。

晨光熹微，朝阳升起。我们在手术室里已经奋战了 8 个小时，仍没找出问题所在，但还是得继续找。阿默用食管超声来评估，探头放在食管内，用超声波来评估心脏功能。超声显示,心脏跳动良好,各个部分的心肌都收缩良好,没有任何一个部分看上去有些许懒散,排除了任何冠状动脉有供血不足的情况。

心脏的休息时间结束,我们尝试再次停体外循环,食管超声实时监测着,以便随时发现到底是哪一部分心肌出现问题,如果这个问题真实存在。我们想,如果问题真的是由冠状动脉导致的,不管是已经搭过桥的还是其他的动脉,超声心动图能够通过探测心肌跳动的异常来明确诊断。又一次,没有任何波折,心肺机顺利停止,心脏承担起了循环任务。我们全神贯注地盯着超声心动图看了 10 分钟,突然,梦魇再次降临!这次,在血压下降、室颤发作之前,我们首先在超声心动图上看到:整个心脏跳动变得懒散,所有的心室壁开始同时出现收缩无力的情况,然后血压不能维持,继而发生室颤。这说明,某种原因影响了所有冠状动脉,并且这种影响是同一时间出现的。

难道艾玛的冠状动脉全部痉挛了?冠状动脉痉挛虽然少见,但确实存在,而且广为人知。外科医生有时把搭桥后效果不佳归因于此,但有时又不能确诊是冠状动脉痉挛,因此常常带着一些疑惑以冠状动脉痉挛的诊断去治疗。我承认,当我听到我的下级医生把患者冠状动脉搭桥手术后出现糟糕状况归咎于痉挛时,我第一反应(而且相当不客气)肯定是他把手术搞砸了。痉挛能解释这个病例的情况吗？它可以解释为什么艾玛仅仅存在相对较轻的冠状动脉病变，但却有如此严重的症状；也可以解释，她刚开始麻醉时，就出现了室颤；还可以解释，为什么当心脏被触摸和干扰时，情况会变得更糟；更能解释，为什么她所有的心室壁同时出现收缩乏力的状况，而不是某根冠状动脉异常而导致大的局部室壁运动异常。一句话，她的情况完全符合冠状动脉痉挛，她所有的异常表现和不久前手术台上的狼狈遭遇都可以解释得通。

幸运的是，我们有足够有效的药物来抑制痉挛，我们马上开始经静脉输注这些药物。当药物开始起效，我们再次进行了尝试。这次，艾玛终于顺利脱离心肺机，完全没有任何意外发生。关胸，送回监护室，她终于平稳了！此时，已经是上午 10 点，本来我要参加一场导师培训会，学习如何辅导新入职的同事，但已经迟到了。我身体僵硬地坐在会场，虽然这是一个很重要的教育培训，需要在合适的时候点头和微笑，但实际上，我早已神游太虚。大脑被分成两半，一半在反复回味昨晚的心惊肉跳，一半却在酣睡。

后来，我出席了下一年的麦克·克鲁斯基俱乐部④年会。这是一个和我同年资的全英心脏外科医生的聚会。每年一次，时间为一月份，参加者展

---

④麦克·克鲁斯基俱乐部：McKlusky's Club，第 12 章章节标题。

示自己前一年碰到的灾难性病例，期望互相吸取教训。我分享了艾玛这个病例，并指出痉挛是所有的问题所在。我看到有几个家伙正用不屑的眼神看着我，他们心里肯定在想："痉挛？别逗了！肯定是桥没搭好。"

报应啊！那副嘴脸和我当时看下级医生时一模一样。

12 年以后，艾玛又被转诊到我这儿，我差一点儿被吓瘫了。她心绞痛又发作了，造影显示，她的冠心病加重了，这次她所有冠状动脉都出现了狭窄。毋庸讳言，我非常不情愿再给她做一次手术，上次手术的抓狂遭遇还历历在目。我们试遍了所有可用的药物来控制她的心绞痛，但效果不佳。我使出浑身解数来说服她不要手术，甚至恐吓她，如果她再做一次心脏手术，很难活着出院。用这种花招，她果真一年内没有再来找我要求手术。但是最终，她还是来了，尽管二次手术风险很大，可心绞痛更让她痛不欲生。

我先是试着请麻醉师乔恩·麦凯出手，他无情地拒绝了。我只好劝说约翰·奈肖来麻醉，在高强度抗痉挛药的帮助下，我们成功地搭了两根桥。手术中，不出所料地发生了两次室颤，但还能轻松应对，艾玛顺利地渡过了这一关。虽然她的冠状动脉还有一些残余问题，但目前情况还好，我得赶在她需要第三次搭桥之前退休。去年圣诞节，我收到了一张她寄来的贺卡,落款——艾玛·查普曼,你的噩梦。

毫无疑问,对于心脏和血管的研究,相关文献已经不胜枚举,但我们并不是无所不知。艾玛的故事,以及其他一些为数不多的幸运案例,时刻在提醒着我们,还有很多医学领域我们只看到冰山一角。当心脏手术出现问题时,在外科医生的内心深处,大多知道是哪里出了问题。可能会有一定程度的否认、合理的推断和辩解,但问题的原因总会被发现的。

心脏外科的绝大部分病例,术后恢复是否顺利与手术情况密切相关,但并非总是如此。也有手术虽然完美,但患者却出现各种问题,甚至死亡的病例,真是让外科医生丈二和尚摸不着头脑。当这种情况发生时,我们会感觉羞愧,甚至恐慌。在治疗患者的过程中,总会有一些意外。我们可以竭尽全力来降低治疗风险,越低越好,但风险永远不会消失,因为医学总有一些不确定性。经历过类似事件后,我们会对彼此说,永远不要过于自信,因为当我们开始自信且放松地做手术,在很长一段时间内都没有出现并发症时,很可能会遭遇突如其来的意外。心脏外科医生需要拥有"狮子"的心和"巧妇"的手,同时,仍需要经受各种意外的考验。

第 7 章

精打细算

　　1979 年,我作为四年级的医学生来到位于美国东北部最兴盛的新英格兰地区①的一家医院实习。我在综合内科轮转,该科的医生每天最后一项工作是到其他科室进行会诊,外科或其他专科的医生会在自己无法处理或需要其他专科医生帮助处理时,提出会诊申请。每天下班前都有大量会诊需要应对。某日,又是这种会诊,我们一帮人拥到骨科病房,去看一位做过髋关节置换的老年女性。她的问题是有些呼吸急促,胸部 X 线片看上去有些模糊的斑片影。我们查看了患者,做了体格检查,阅读了胸片。

　　"肺部感染",其中一位内科医生说道,"给她开点儿抗生素。"

　　"心力衰竭",另一位医生说,"用利尿剂。"

　　"看上去两种情况都存在",我想,但作为级别最低的实习生,人微言轻,我还是选择沉默吧。

　　如果在 NHS,一位务实的医生处理这类症状相对轻微的患者,他也许会在这两种病症的诊断上犹豫。不同的是,他会先开始相应的治疗,如果

①新英格兰:位于美国大陆东北角,面对大西洋,毗邻加拿大。新英格兰地区包括美国的 6 个州,由北至南分别为:缅因州、佛蒙特州、新罕布什尔州、马萨诸塞州(麻省)、罗得岛州、康涅狄克州。拥有全美国乃至全世界最好的教育环境。马萨诸塞州(麻省)首府波士顿是该地区的最大城市和经济与文化中心。

一两天后患者没有好起来，再修正诊断和治疗方案。如果病情很危急，NHS 的医生的治疗则会同时覆盖这两种病症。这是简明、务实、安全且经济的处置方案。但在美国，处置方式迥然不同。

关于这两种病症中的哪一种是更精准的诊断，接下来是冗长且无定论的一番讨论，我等到花儿都要谢了。最终的讨论结果是给她插入漂浮导管，以确认是否存在心力衰竭。漂浮导管是一根细管，从颈部与胸部交界的大静脉插入，经过心脏，到达肺动脉。管子到位后，充气打开其前端的球囊，连接导管尖端的传感器就能测到左心室充盈的压力，如果压力偏高，可以诊断为心力衰竭；反之，则更可能是肺部感染。看上去充满理性，合乎科学，但是，插入漂浮导管仍是一项有创伤、有风险的操作，患者需要转送至 ICU，那里才有监测压力的设备，而且比抗生素和利尿剂加起来的费用还要高很多。无奈，这是专家们的决定，虽然他们也没有丝毫把握。最终，他们把患者转送至 ICU，我也跟着去了。

组里一位医生欢呼雀跃，因为他被分配了置入漂浮导管的工作，这个机会对他来说显然是一项值得吹嘘的谈资。洗手、穿上一次性无菌衣、戴上手套、铺开操作需要的诸多物品后，他让患者平躺，然后消毒皮肤，在患者颈部和胸部铺好无菌单，紧贴锁骨下缘穿刺，缓慢进针，寻找右锁骨下静脉。"锁骨下"意味着这根静脉就在锁骨下方，右锁骨下静脉是右上肢血液回流至心脏最粗的血管,这是置入漂浮导管的选择之一。

　　穿刺针穿进穿出几次后都没有一滴回血,说明还没有刺入血管。不停地换角度、换穿刺点,又穿刺好多次,还是没有回血。再来一次,这次,血从穿刺针尾部喷射到了无菌单。糟糕!回血是鲜红色的,而不是暗红色的,流速很猛,且有明显搏动样的飙血。这不是锁骨下静脉,而是锁骨下动脉。这可麻烦了!与静脉一样,动脉也位于锁骨后方,且更深。对于动脉,血的压力要高得多。在锁骨后,无法直接压迫止血,这意味着难以止血。不管怎么样,这位医生需要尽力去止血,他快速拔出穿刺针,在锁骨上下都放上大团纱布,用力压迫,然后等待。患者抱怨压迫引起的酸胀,医生便给她服用止痛药。大约半小时后,拿掉纱布,大家都松了一口气,动脉不再出血了。他继续寻找静脉,几次穿刺后,终于找到并成功置入漂浮导管。但患者依然不适,诉说右手酸胀、疼痛,于是继续增加止痛药的剂量。

　　操作结束,已经花了差不多两小时,掀起无菌单后,医生和护士们惊呆了:患者的右上肢发白,摸上去很冰。难怪她一直在抱怨疼痛,她的手缺血了。显然,锁骨下动脉因为穿刺中的损伤和压迫,导致血栓形成。血栓完全堵塞了锁骨下动脉,她现在处于将要失去右上肢的险境。除了马上请血管外科医生紧急会诊,别无他法。

　　血管外科医生来了，同意该诊断，建议行急诊取栓术，简言之，就是取出血栓，以期能在手还没坏死前恢复血供。她马上被送到手术室，开始麻醉。血管外科医生在她肘部做了一个切口，暴露从锁骨下动脉延续至上肢的肱动脉，用阻断带控制这根动脉，然后切开。插入另一根导管，这根导管头端有一个可以打开的球囊，把导管插入到锁骨下动脉。当感受到导管已经超越过穿刺点和血栓后，打开球囊，然后缓慢往回拉，拖出了一个长条血栓。缝合肱动脉切开处，关闭切口。掀除无菌单，手臂、手指已经转为粉红色，上肢又恢复了活力。为取栓术的成功和他们的睿智决定庆祝了一番后，他们把患者送回监护室。

　　第二天，监护室的医生停用镇静药物，她逐渐醒了过来。她左半边肢体无法活动了，大家倒吸一口凉气，患者偏瘫了！她遭遇了大面积脑卒中。这是怎么发生的呢？原来，前一天的取栓只能算部分成功，大部分血栓正如手术预案那样取出来了，但一部分碎块在操作中被推进了右锁骨下动脉的源头——右颈总动脉，而右颈总动脉为右侧大脑供血，血栓碎块顺着右颈总动脉进入了右侧大脑。右侧大脑控制左侧身体，所以导致左侧偏瘫。在两个月的实习后，我将要返回英国时，这位可怜的女士仍待在监护室，我不确定她能否从这次医疗历险中存活下来，如果侥幸存活，她接下来的生活质量将会怎样？

至于漂浮导管呢？没有发现心力衰竭的征象，所以她需要的只是抗生素，外加一点几毛钱的利尿剂。

这种悲剧，在英国的 NHS 医院里绝对不会发生，这里的治疗决策常遵循务实主义，并着眼于合理的成本和如何减少治疗带来的创伤。NHS 确实是个让人赞叹不已的组织，尽管每周，有时甚至是每天，都会有来自媒体的一些耸人听闻的负面报道。确实，如果你是《每日邮报》或者其他类似媒体的忠实读者，你自然会认为 NHS 是一个低效、老化而缺乏足够活力的组织，由一群粗心大意、能力不足的工作人员组成，他们一心想要"伤害"患者。但事实绝非如此。不能否认，确实没有办法彻底避免失误，可怕的事情也不时发生。正如其他大型组织，总有一些"害群之马"。有一些人不能胜任其岗位，不够上进，有一些人对医疗服务的质量漠不关心，但总体来说，这些人只是极少数。

NHS 提供高质量的医疗保健服务，涵盖一个人的一生，从摇篮到坟墓，并且不需要任何形式的费用支付，它也确实是这样做的。从避孕药到冠状动脉搭桥，众多医疗服务都可免费获得，在接受治疗前，你不必证明你有支付能力，也就是说，如果突然患病，你可以直接去急诊室，不必带钱包或者信用卡。NHS 大部分工作人员都是固定薪水制的，而不是按手术或服务项目计量取酬。因此，在 NHS 没必要的治疗很少发生。与美国相比，那里的医生进行的任何医疗操作都可为医生本人和提供医疗条件的医院带来真金白银的收入，而且医生可以感受到直接的和无法抗拒的金钱诱惑，在此压力下你会想去做些什么，而不是什么都不做。再加上另一种无形的压力，这便是害怕一旦做错了什么或者没有立即采取行动，就可能会惹上诉讼官司，因此，你可以理解导致过度检查和过度治疗产生的动力和压力，这很容易导致我在康涅狄格州实习时目睹的悲剧。绝大多数检查都会伴随一些风险，即使风险只是一点点没必要的辐射，但过度检查的风险可不仅限于此。

关于医疗检查，有一句话说得恰如其分：只要做足够多的检查，没有人查不出毛病。把所有的抽血化验、超声、磁共振、核素扫描、内镜、心电图、脑电图、肌电图、涂片、刮片等检查都做一遍，即使你拥有完美的健康状态和幸福的心境，也必然会发现你在某些方面存在异常。

比上述风险更严重的情况是，每进行一项检查时，始终有一种可能性，那就是：检查结果有时会把正确的判断为错误的，有时又会将一些错误的判断为正确的。这就是假阳性、假阴性的风险。检查结果提示存在某种疾病，但实际上并不存在这种疾病，这就是假阳性。假阴性，则是实际上存在病变，但检查结果却显示是正常的。假阴性除了检查本身带来的副作用外，并不比根本不做检查更糟糕。但是假阳性——即使检测本身的副作用很小或者不存在（比如超声波或磁共振）——不可避免地要进行额外的检查、干预或手术来找出被认为有问题的地方。检查做得越多，这些副作用也就累积得越大。这也是过度检查、筛查带来的害处。

利亚姆·休斯，一位诺维奇的心内科医生，就是他把艾玛·查普曼转诊给我。有一次，他和我聊起曾经有个患者，因为在心脏筛查中发现轻微的异常，而做了很多侵入性的检查。他声称这个患者就是VOMIT，我不解地望着他。他解释说，这是他自创的一个词，用来描述那些"医疗检查技术受害者"[2]。与其他发达国家的医疗保健体系相比，NHS是一个保守的体系，医疗检查技术受害者这种情况相对偏少。很多其他国家的人，把NHS视作低效、缺乏足够活力的形象，还有检查不足、治疗不足的倾向，这可能是真的，但至少像我在美国实习时见到的那位可怜的老太太身上发生的经历，在这里并不经常发生。

NHS另一个了不起之处是其工作人员，NHS所有的工作人员，无论是护士、医生、急救人员，他们的专业素养都值得称赞。绝大多数NHS的工作人员可不是看着表等下班。他们通常更努力、更长久地工作，付出远超过他们获得的薪酬回报。与一般服务提供者不同，他们对经手的患者具

---

[2]医疗检查技术受害者：victims of medical investigation technology，缩写为VOMIT。

有一种责任感。他们从做一份好的工作和把工作做好中获得巨大的满足感。我们对患者的这种责任感有时近乎苛刻：我认识的大部分 NHS 的心脏外科医生，都是一周七天，一天 24 小时处于备班状态。他们不会轻易把对患者的照护委托他人，除非是身在国外，即便如此，也会经常打电话询问患者的病情变化，无论身处世界的哪一个角落，都惦记着自己的患者。当然，无处不在的手机漫游，让我们完成这项任务时变得更加轻松，因此我们几乎"永远在线"。

数年前，我受邀去悉尼的一个会议做演讲。我在那里只待了三天，连倒时差的时间都不够。在悉尼海湾大桥下开快艇是我一直以来的梦想，当我把这个夙愿在闲聊时告诉其他参会同行时，一位澳大利亚的麻醉师说，他正好有艘大游艇停泊在这个港湾里，他邀请我第二天出海。第二天，阳光灿烂，微风拂面，我们开着 50 英尺(约 15.24 米)长的豪华游艇经过悉尼歌剧院，他把舵交给了我，我们正慢慢地接近海湾大桥。当我们正要从桥底下穿过时，我的手机响了，"您好，纳西夫医生，我是皇家帕普沃思医院的 X 医生，布朗女士腿上的切口愈合得差不多了，她可以明天出院吗？"

尽管 NHS 庞大而不够灵活，但它却在工作人员身上培养出了首屈一指的奉献精神。如果说 NHS 是"英伦范儿"这顶皇冠上真正的明珠，那么我们医院就是 NHS 这顶皇冠上的明珠。在此，让我给你讲讲皇家帕普沃思医院。它的地理位置和外观都令人印象深刻,数栋老维多利亚式的矮房错落分布,用红砖砌成的建筑物中夹杂着一片特色建筑,是用预制板搭建的各种不同形状、尺寸和颜色的活动房屋,这些是临时的功能性建筑,看起来稍显现代感。一条狭窄的道路蜿蜒而过,道路上频繁出现触目惊心的减速带。路边是著名的"鸭塘",里面栖息着多种野鸭和其他水鸟,有时还能见到黑天鹅。池塘里有一些大鲤鱼,还有一只定期来访的苍鹭。医院坐落在剑桥郡③的一个小村庄里,最初是一个小型的住宅社区,里面有一个信托机构的总部,该机构为许多残疾人提供就业和支持。医院和所在的村庄是如此不起眼,以至于我第一次来面试外科主任医师岗位时,环顾四周,以为出租车司机把我带到了错误的地点。虽然其貌不扬,但皇家帕普沃思医院却是很多医疗创举的诞生地,30年内取得了心脏外科领域很多震惊全球的重大进展。

这家医院的建筑看上去其貌不扬,连很多发展中国家的敬老院都不如,却每年完成2000例体外循环心脏手术,是迄今为止英国心脏手术数量最多的心脏中心,风险调整后的结果是出现了一个"正离群值"④,这意味着尽管我们是为全国病症最严重和最年老的患者做手术,但存活率在统计

---

③剑桥郡:英国地方行政单位的最高等级为郡,剑桥郡占地约3000平方千米,约是上海市面积的一半,人口约60万。剑桥大学所在地为剑桥市,为剑桥郡第二大城市。

④离群值:统计学术语,指在统计数据中有一个或几个数值与其他数值相比差异较大。

上仍高于国家平均水平。皇家帕普沃思医院最值得称道的一项技术是肺
动脉血栓内膜剥脱术（PTE）——这项高难度心脏外科技术最早主要在美
国加利福尼亚州的圣地亚哥得到发展，用于治疗慢性血栓栓塞性肺动脉
高压。这种患者会有严重呼吸困难，如果不疏通其肺动脉，很快就会死亡。
这是一种耗时耗力，技术挑战性极高的手术，需要两次深低温停止体外循
环，一台手术常耗时一整天。皇家帕普沃思医院是世界上开展肺动脉血栓
内膜剥脱术数量最多的医院，生存率极高。我们也是英国开展心脏移植和
肺移植手术数量最多的医院，生存率同样傲视同侪。

　　我们并无专门的学术研究或教学部门，绝大多数医生都是全职在临
床工作。尽管如此，我们仍然在心肺相关医学领域进行了大量的临床科学
研究，取得了丰硕的科研成果。我们的医学培训项目即使称不上是世界上
最好的，至少是全英国最好的。我们创造了很多第一，包括英国第一例成功
的心脏移植，欧洲第一例成功的心肺联合移植，英国第一例微创冠状动脉搭
桥手术，不胜枚举。

　　总之，这确实是一家非常棒的医院，值得大力培育和扶持。但是，它并
没有得到足够的资助，以进一步发展与壮大。我们经过数十年的努力去重
建医院，更新了像样的设施，现在终于可以搬迁到剑桥的新院区。你可能
认为，既然我们为国民健康事业创造了不菲的价值，在如此困苦的境地和

如此漫长的时间里,取得了如此了不起的成就,卫生部诚然应该给我们提供慷慨的资本投资,以建设一流的设施,让我们继续提供一流的医疗服务并不断发展。遗憾的是,建设新院区的资金主要来源于一项私人投资。新设计的建筑结构确实非常漂亮,但是还不够大,不足以完成我们所做的、想做的和需要做的工作,而不敢做得足够大,原因就是为了确保稳定的收益来偿还投资。新大楼是我们所能负担得起的全部,我们只能做出妥协。如果削减 NHS 支出的紧缩政策还是以这种速度持续进行,皇家帕普沃思医院也许终将破产,而且可能比我们想象得更快。

正如我所述,NHS 是一个值得赞叹的组织,但其一直以来的主要问题就是缺乏资金。虽然英国是全球最大的经济体之一,但是在国民卫生保健方面却支出不足。秉持各个不同政治理念的政党上台,都试图掩盖这一事实,同时假惺惺地打着"提高效率"的旗号,来"改善国家的医疗服务"。

在皇家帕普沃思医院,我们会一周七天使用手术室,包括星期六和星期日,开展常规择期手术。在星期一到星期五,手术室常常运行至晚上 8 点,甚至更晚,这也仅仅只是择期手术。如果碰到急诊手术,我们只能取消一台择期手术,以应付急诊。大多数医院,一个手术间,一天只能完成两台心脏手术,而我们常常塞进第三台。我们重症监护室的使用率常年几乎都是 100%,也就是说,如果有突发情况,我们不得不经常取消手术,因为监护室从来没有空床。我们竭尽所能使患者尽早离开重症监护室,为下一批患者腾出房间。有时我们太早把他们从监护室转到病房,以至于他们的病情会"反弹"(重新从病房转回监护室),所以我们具有全国最高的转回监护室比例。我们的心脏外科病房也是人满为患,为充分利用床位,哪怕是极危重的复杂心脏手术患者也只能在手术当天早上才能入院。当患者在手术室接受手术或在监护室接受治疗时,他的床位就腾给别的患者,这个过程被称作"跳床",任何地方都没有一张多余的床位。临床人员的工作时间都非常长,绝大多数人工作的努力程度和工作时间都远远超过他们的工资所得。

尊敬的卫生部长,您还能希望我们更"高效"到什么程度?

第 8 章

非路人甲

　　大众普遍以为心脏手术神乎其技，其实并非如此。这份工作从操作的角度来说也就是一项技术，与其他技术一样，心脏手术的技术也能通过学习来掌握。在足够的实践和指导下，绝大多数医生，只要手不是太笨，都可以成为一名游刃有余的心脏外科医生。心脏外科专业技能要求最严苛和最难达到的并非切开、缝合的技术，而是医疗决策能力。这比学习各种手术的操作步骤更重要，也是培养一位心脏外科医生需要耗费长达数十年时间的缘由。从门诊时与患者决定手术安排，到手术中发生意外时的坚毅果敢，医疗中时刻需要决策。但外科医生日常最重要的决策，并不在手术室内，而在于面对一位患者时，是否建议他做手术。从患者的利益角度分析，相对于不进行手术，一次不明智的手术可能带来更多的伤害。我们有时只能是"事后诸葛亮"，错误的决策执行后才知道什么是正确的，但已经追悔莫及。约翰·沃尔沃克是我院一位优秀的心脏外科大师，于数年前光荣退休。他常说，其个人职业生涯的顶峰从技术角度来说，并不比与他共事的高年资受训医生优秀，但他又强调"高年资受训医生与我的关键区别是，我能给出更好的医疗决策"。决策是外科专业的重要组成部分，一项错误的决策带来的恶果犹如一台拙劣的手术。

　　本书中，在获得授权的情况下，我尽量给出人物的真实姓名，如未经同意或因为其他原因难以取得许可，基于医生尊重患者隐私的职责，我会使用代称以隐匿其身份信息。少数人物因隐私或特别原因,直接给出真实信息并不恰当,所以接下来我要讲述的两位患者,暂称为 A 先生和 H 女士。

A 先生和 H 女士是一对夫妻。A 先生为联合国官员,工作领域为教育。H 女士为作家,对古典和现代文学都充满热情。夫妻二人都是烟民,对自己的健康不太关注,长期久坐,与普通脑力工作者的生活方式一样。除此之外,A 先生还有些肥胖,血压很高,这一点儿都不奇怪,那时他才五十岁出头,某天早晨醒来突然感到胸部压榨感的疼痛。他把这归咎于严重的消化不良,但任何助消化的药物都没有起效,疼痛反而更剧烈了。两人都意识到情况可能有些不妙,妻子马上拨打 999,不久,他便被呼啸而来的救护车送至当地的大学医院,诊断为大面积心肌梗死。

这次心肌梗死使他的心脏受到重创,承担主要泵血功能的左心室严重受损。长达一周,他都游走在生死边缘,恶性心律失常不时发作,心力衰竭严重。幸而,他逐步闯过鬼门关,心力衰竭渐渐有所好转,在强效稳定心律的药物作用下,心律失常也得到了控制。他终于平稳到可以出院了,真是"病来如山倒,病去如抽丝",他仍然很虚弱,接下来的康复过程是漫长且艰辛的。

　　一些时日后,他接受了冠状动脉造影检查,查看冠状动脉到底发生了什么。检查结果很糟糕,不只是造成心肌梗死的那支冠状动脉已经闭塞,他所有的冠状动脉都存在严重的病变。一般来说,这样的冠状动脉病变,需要做冠状动脉搭桥手术,但他的左心室功能非常差,雪上加霜的是,左心室存在室壁瘤。心肌梗死造成受损区域的心室壁变薄,如果面积较大则会在心脏收缩时膨出,就像轮胎局部受损会鼓包一样,这就是室壁瘤,会造成心脏已经受损的泵血功能更加恶化。

　　如果是当下的医疗技术和条件,这样的病例,会进行冠状动脉搭桥合并室壁瘤切除,这个联合手术的风险会比单纯冠状动脉搭桥要高一些,但这个风险是值得冒的。然而,不幸的是,那是在 20 世纪 70 年代,心脏外科还是相对年轻的专业,在 A 先生这样的心脏上手术的风险太高了。A 先生咨询了很多心脏内外科医生,包括哈利街①上数位很有名望的医生,他们一致建议继续药物治疗,避免手术。这些药物治疗还是有效的,他又活了10 年。

　　现在,大多数心脏外科医生,甚至更愿意给左心室功能较差的患者进行冠状动脉搭桥术,尽管这种患者手术风险会高一些,这么做的理由很简

①哈利街:Harley Street,伦敦一条著名的医疗街,聚集了大量诊所、医院等医疗机构,提供高端私人医疗服务。

单:这样的患者通常会死于心肌梗死。对于左心室功能较差的患者,其病情已经严重到不能承受在下一次心肌梗死中丧失哪怕一丁点儿心肌。和那些左心室功能良好的冠心病患者相比,一次心肌梗死更可能导致左心室功能差的患者死亡。打个比方,没有储备粮食的国家,一次饥荒就会国破家亡,而左心室功能不全意味着心脏已经没有储备心肌,下一次心肌梗死就会致命。这样的患者进行冠状动脉搭桥需要承担更高的风险,但手术有助于避免再次心肌梗死,大幅度降低了未来的致命风险。这就是为什么常被大家念叨的"心脏手术悖论"是正确的:死亡风险越大的手术,患者的获益越大。心功能良好的患者,接受冠状动脉搭桥的风险相对低,并且,假如他没有接受手术,他的死亡风险也是相对较低的。毫无疑问,左心功能较差的患者,接受手术的风险会高一些,但反过来想,不接受手术,死亡风险显然更高。

根据目前的认知,这是一个显而易见的事实,但是在 20 世纪 70 年代,相关专业技术和对疾病的理解,还未达到这个水平。A 先生,左心室功能差且患有严重的冠心病,未行手术,那个必然的结局发生了,10 年后,他死于再发心肌梗死,这一次的确是致命的,终年 62 岁,这是一个略显年轻的寿命。

他的妻子 H 女士的故事则正相反。她于 20 世纪 90 年代,在年龄更大的时候患上了心脏病。经过检查,发现其主动脉瓣狭窄和两支冠状动脉中度狭窄。病情并不太严重,但不幸的是,她和她的心脏都难以承受反复发生心力衰竭。她的医生帮她调整各种药物,但是要么无效,要么副作用太大,要么两者兼有。在数月内,她三次因心力衰竭住院,心脏内科医生决定不再寄希望于药物。他们将她转诊至心脏外科医生。接诊她的心脏外科医生也觉得她的症状和临床表现有点过度, 与她的心脏病的严重程度不太相符。然而,因为她反复发生心力衰竭,医生也觉得别无选择,只能手术,否则可能无法出院, 因此给她安排了急诊主动脉瓣置换合并冠状动脉搭桥术。

手术进展并不顺利。手术结束时,她的心脏很艰难地脱离了人工心肺机的辅助,在大剂量强心药物的支持下,勉强维持着给全身供血。转运至监护室时,情况危重但还能维持得住。在接下来的几个小时,她的心脏功能持续恶化,需要更大剂量的药物,但病情仍不可逆转地恶化。她子女中的两位,一个儿子和一个女儿,都是医生。H女士的心脏停止跳动时,她的儿子就在床边。他尽全力协同监护室的护士进行复苏,但完全无效。H女士没能从心脏手术后醒过来,撒手人寰。

这个故事是如此令人心酸,原因有二:原因一,这对夫妇都死于心脏外科,但方式完全不同。一位是由于外科医生过于害怕和过于保守而没有进行手术;另一位则是死于相对简单的手术引起的并发症,H 女士的手术对医生来说真的是毫无困难。心脏手术当然会导致死亡,做或不做心脏手术,都可能使心脏病患者死亡。以"事后诸葛亮"之见,人们很容易会说是做出了错误的决定,但在当时,所有相关人员都尽最大努力做出了有利于双方的最佳决策。尽管如此,但对我来说这种挫败感是难以拂去的,这对夫妇向心脏外科寻求帮助,而心脏外科是我的专业,不管你从哪个角度来看,最终的结局是心脏手术没有成功地挽救他们的生命。

第二个原因可能更令人感到无奈和心痛——A 先生和 H 女士是我的父母。

第 9 章

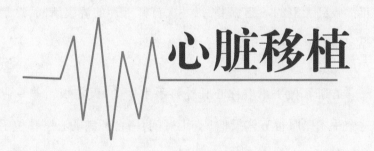

心脏移植

昨天是 12 月 15 日，一如往年，我收到了一张带有节日祝福的圣诞贺卡，落款是：大卫·朗德携全家，心脏移植第 24 年。在过去的 23 年中，我每年都收到大卫的圣诞贺卡，每一次打开卡片的温暖瞬间，总是能让我脸上浮起微笑。

心脏移植手术堪称心脏外科手术中的"天花板"，非专业人士更是对这个手术佩服得五体投地。毫无疑问，一台圆满的心脏移植手术是各个相关学科经过齐心协力最终奏出的动人交响乐，尤其是免疫科学的临床应用，以及器官转运团队的精诚合作，是完美手术流程的基础保障，但手术本身对外科技能的要求并不高。尤其是对以前从未接受过心脏手术的患者来说，更是轻而易举。尽管如此，心脏移植手术在视觉上和概念上来说仍然非常令人震撼。

与其他手术不同，心脏移植手术的一个重要特点是，它实际上不是一个手术，而是两个手术。通常是在相距很远，有时甚至数百英里的不同医院进行。在将"新"的心脏植入受体（接受心脏移植的患者）之前，首先必须将其从合法"死亡"的供体（捐献心脏的脑死亡患者）体内取出。这意味着有人刚经历了一次严重的事故、脑出血或其他可怕的状况，这些意外不可挽回地损伤了大脑，使未来任何形式的意识恢复都变成了不可能。在英国，这个结论由一组"脑死亡测试"来评估，以确定大脑功能是否已不复存在。测试必须在供体不使用任何镇静药物的情况下进行，并且应在数小时后再重复进行所有测试。直到供体被宣布为脑死亡，才可以合法地将其器官移植到需要的患者体内。

心脏并不是唯一可以通过这种方式移植的器官，肺、肝、肾、胰腺和小肠等器官也可以进行移植，并且可以被几家不同医院的患者分别单独使用。因此，获取器官的工作可能是由几家参与移植的医院团队同时进行操作的。毫无疑问，这些团队不得不从英国的各个角落赶往捐赠人所在的医院，按照次序从供体取出不同器官，也给运输保障体系带来了很大挑战，整个过程必须有一个核心机构在时间安排、每个团队到达和离开时间，以及技术和器械要求等方面进行协调和总体规划。这些技术要求在获取不同种类的器官时有所不同，甚至在获取同一种器官时，不同的团队的要求也可能有所不同。

所有这些都意义重大，最重要的是确定接受捐赠的患者在大本营医院（如皇家帕普沃思医院）开始手术的最佳时间。典型的心脏移植场景是这样的——一个周末或者晚上，悲剧（例如，可怕的交通事故或突发性的脑出血）突然发生，某位可怜的患者被送往某医院，医院立即提供常规的抢救和复苏，并将患者送至重症监护室。第二天清晨，对患者进行仔细检查后发现大脑受损程度已经严重到无法修复，开始第一次脑干死亡测试并确认结果和预想的一样糟糕，同样的测试在数小时后再重复一次，如果依旧是同样的结论，那么毫无疑问，患者脑死亡了。

确认后，医生便会告知家属这个坏消息。在给予足够的时间使患者家庭逐渐接受悲伤和丧亲之痛之后，再和家属进行正面直接的交流，或许会增加器官捐赠的可能性。如果最终获得了家属的同意，就可以通知移植管理部门开始移植流程。根据受体排序（准备接受器官移植的患者，都会提前在移植管理部门登记，并由移植管理部门进行统一排序），按照严格的顺序将器官合理分配到英国各地的移植中心。如果第一个中心在候补名单上恰好有一名患者，与供体的体型、血型和其他基本标准相匹配，则该中心将接受提供的器官。如果不匹配，供体则转到队列中的下一个中心，依此类推，直到各个器官都匹配到合适的受体为止。匹配的等待移植的患者这时会接到一个电话，邀请他们前往注册的移植医院："X 先生，有一个好消息！您的供体找到了！您最快需要多长时间可以到达皇家帕普沃思医院？"

得出移植供体脑死亡诊断的结论时或许已经是下午 3 点了。配型成功的几个中心的器官移植团队接到通知后，就迅速开始准备启程前往供体所在医院。他们将在该医院提供的一个手术间内进行器官获取手术。大概最早也要到晚上 8 点左右，器官获取团队陆续到达，对他们需要的器官进行再次检查和测试,如果测试结果满意,这些团队就开始协调他们之间的器官获取次序。一般而言,会根据缺血时间对器官影响的大小为依据,心脏中心优先获取心脏,然后是肝、肾、角膜、皮肤等。

大约晚上 9 点至 10 点,器官获取手术开始。经过多年的心脏移植实践,我已熟知心脏移植手术有一个始终如一的规律:无论器官捐赠者在哪里,无论器官获取团队的技术熟练程度如何,从切开捐赠者皮肤到供体心脏运抵皇家帕普沃思医院,大致需要 4 个小时。这个时间段包括手术摘除供体心脏,然后将其浸泡在装有低温心肌灌注保护液的无菌塑料袋中,再将其放入带有冰块的大保温箱,运回皇家帕普沃思医院(运输工具可以是救护车或是私人飞机,这取决于供体是在剑桥还是在都柏林)。根据这个 4 小时原则,我通常要求皇家帕普沃思医院接受捐赠的患者提前一个小时做好各项术前准备并进入麻醉状态。这意味着大多数心脏移植手术往往在午夜才能开始。心脏移植团队里通常都是一群疲惫不堪的家伙,他们在平常人应该睡觉的时间才开始工作。从这个角度来看,相对于其他手术,心脏移植对外科手术技能的要求并不高。

如果一切都按部就班地进行,病变的心脏理论上来说应在捐赠者健康的心脏到达手术室的时候正好被切除,但是整个过程却远远不像想象得这么简单。来自全国各地不同医院的多个外科团队在这些医院之间以不同的交通方式来回穿梭,各种意想不到的问题随时都可能发生。最近,皇家帕普沃思医院的心脏移植高年资培训医生叶夫根尼·帕什卢夫科夫的一次"供体获取"任务,途中就遇到了诸多波折。以下是他自己讲述的返回皇家帕普沃思医院途中的历险记。

我们在米德尔塞克斯的一家医院取到了供体心脏,并在傍晚时分乘坐移植专用救护车赶回皇家帕普沃思医院,这种救护车实际上是一辆配有蓝色闪烁灯和警笛的货车。此时正是交通高峰时间,高速公路非常繁忙。因为拥堵的交通,我们已经比预定时间晚了,因此,不得不经常变换车道行驶在硬路肩①上,来弥补时间的损失(回想起来,那可能是造成轮胎损伤的直接原因,因为硬路肩上总是有很多垃圾)。这是我值班时第四次执行"供体获取"任务,我很累,一门心思只想赶快完成工作,然后回家睡个好觉。

当我们经过剑桥并驶入通往皇家帕普沃思医院的 A428 双行车道时,我听到救护车下方某处发出奇怪的声音。我问司机史蒂夫是否也能听到,他含糊地回答:"是的……"然后我又问他这是否是轮胎漏气的声音,他同

①硬路肩:与车行道相邻,并铺以具有一定强度路面结构的路肩部分。具有保护和支撑路面结构的作用,供车辆绕行及发生故障的车辆临时停放,它可以承受汽车荷载的作用力,在混合交通的公路上便于非机动车、行人通行,以及紧急情况时,方便急救车辆通行。

样模棱两可地回答："也许吧……"然后我接着问了第三个问题：我们是否仍然可以靠着这个漏气的轮胎开回皇家帕普沃思医院？这次，史蒂夫更加不确定了："说实话，我不知道。"

不久之后，救护车开始不规律地颠簸并减速。别无选择，只能刹车，在硬路肩上停下来。我们从救护车上跳下来，发现一个该死的后轮胎完全没气了。车轮与路面摩擦产生的烟雾和刺鼻的气味清楚地表明这辆车在当前状态下无法继续驾驶。我们立即商量如何应对这种始料未及的困境。时间在不断流逝，我们不敢确定在夜色中，给这辆又大又重的救护车更换轮胎要花多长时间，或者是向警察求助，然后等待他们营救？彼时我唯一能确定的是，有一位连接着体外循环机的患者正躺在手术台上，他患病的心脏即将被切下来，他焦急地等待着这颗供体心脏，任何延迟对于他来说都是巨大的损失。我以前从未遇到过这种情况，在我们医院的移植管理指南中，也没有哪一章节的标题是"供体运送时轮胎漏气该怎么办"。但是我知道我必须把冷藏在保温箱里的这颗心脏尽快送达皇家帕普沃思医院。

我当即决定，最快的方法是搭便车。于是我跳上马路，像疯子一样挥舞手臂。我们的另一位同事史蒂夫·费克尔曼也在马路另一边效仿我的做法，希望能增加拦到车的机会。当时已是晚上，我们没有穿反光服。大多数过往的汽车甚至没有减速，大概驾驶员根本没有看到我们。

终于，一辆汽车停了下来！一位40多岁的男士问他能为我们做些什么。我解释说，我有一个装有人类心脏的盒子，需要尽快将其运送到皇家帕普沃思医院去救一条命。这位先生听后显得有些担忧，说他无法帮助我们，就一脚油门消失在夜色中。很快，我们又拦下来一辆重型卡车。

我吃力地爬上驾驶室的台阶，用我"精心组织"的语言向卡车司机解释我们的核"心"问题。他说，未经许可，他不能改变路线去皇家帕普沃思医院。我向他保证我会和他的雇主解释，解决所有问题，请他不必担心。他最终同意了，尽管还是忧心忡忡。我和史蒂夫·费克尔曼费了九牛二虎之力才将大冰盒抬进驾驶室。我告别了其他队友和那辆抛锚的救护车，便爬进了卡车的副驾驶座位。

我们开始了返回皇家帕普沃思医院的最后一程。一块石头终于落地了，即使车速只有每小时88千米，我仍然感到如释重负。我弱弱地问卡车司机能否再提高一点儿车速，司机火了："这是卡车！老兄，不是救护车。"

然而，登上卡车后的幸运感并没有持续很长时间，卡车开始减速并完全停止。前方无数辆汽车的红色刹车灯让我的心情再次陷入谷底——大堵车！前方车龙长得看不到尽头，可以看到的只有密密麻麻的红色刹车灯。我陷入前所未有的恐慌，而且我们只有两个人：驾驶员和我坐在驾驶舱里,中间是装有供体心脏的大冰盒。我们彻底被前面和后面的汽车困住了。天呐!我该怎么办?

忽然,我看到在远方的某处有微弱的紧急车辆的蓝色闪烁灯(是救护车?还是警车?还是两者都有?我不确定,因为距离很远)。看起来紧急车辆在马路的另一边。这时,我才意识到对面的车道是空的,那一定是为了方便进行紧急救护而限制了车辆通行。我决定去找蓝色闪烁灯的车主寻求帮助,我别无选择了!因为还有其他许多货车也被堵在这里,为了定位,我在下车之前,请卡车司机打开了车厢灯。

我跳下卡车,朝蓝色闪烁灯的方向狂奔。奔跑中,我不时回望,以记住"我的"卡车在车龙中的位置。当我想到我现在离开了我的宝贝大冰盒,心中突然一凛,万一我一会儿在如此长的车龙中找不到"我的"卡车怎么办?我在心中设想着各种可能,转念一想,在这种情况下,做任何改变都为时已晚,顾不了那么多了!往前冲!

当我终于到达闪灯处的时候,发现这是一个交通事故现场:一辆摩托车正横在路中间,一辆警车和两名警官就在旁边。我气喘吁吁地走近一位警官,努力控制住急促的呼吸,在同一个夜晚第三次讲述一颗救命的心脏和轮胎漏气的故事。警察怀疑地看着我,然后,他问我这颗宝贝心脏现在在哪里？我朝着车龙指去，告诉他装有心脏的大冰盒在其中一辆开着车厢灯的卡车上。从他的眼神中我可以看出，我的故事对他而言似乎并不合理，他补充说，他现在实在无法离开事故现场。没有别的办法，我只能像一个复读机一样继续用剩下的力气不停地向他诉说：必须尽快将我的大冰盒送达医院，这事关生死。最终他让步了。

我请他等我，然后往我的卡车飞奔，途中暗暗祈祷我一定会找到它。幸运的是，车仍在那儿，我真是个天才！多亏刚才打开了车厢灯！驾驶员真是位好心人，他帮我从驾驶室卸下冰盒，越过公路中间的路障，和我一起抬着沉重的大冰盒一口气跑到警官那里。我们把冰盒放进警车的后座上，以远远超过大卡车的速度开往皇家帕普沃思医院。

当看到我们的移植协调员安·汤姆森在医院门口等着我们时，我百感交集，语无伦次，再也没有什么变故可以阻止我把这颗宝贵的心脏送达手术室了！这位警官指出，这是他职业生涯中第一次在值班时"被劫持"。我向他指天发誓，无论如何，这都不是我们将获取的人体器官送到医院的标准流程。

供体送到手术室时，比最初预计的时间晚了15分钟。但供体心脏顺利地被植入受体体内，欢快地工作起来。

在那晚之前和之后，我在执行"供体获取"任务时使用过不同类型的交通工具，但再也没有将救护车、重型卡车和警车结合起来使用的经历了。

在"供体获取"的工作中，类似这样的故事可以说是信手拈来。我年轻时也曾在"供体获取"团队工作，我经历过乘坐警车并以让人尖叫的速度风驰电掣；交通高峰时间在道路上逆行；有时获取供体的救护车跑错了医院立马掉头；还有一次动用了摩托车护卫队护送，过程让人毛发直立但又终生难忘；还有一次在曼彻斯特机场，因为发生了一个小误会而耽误了时间，我和我的团队带着大包小包的外科手术器械，一路狂奔，穿过机场的汉堡店和免税商店，登上等候多时的小型喷气式飞机，飞到都柏林获取心脏。其他"供体获取"团队的一些经历甚至更为戏剧化，其中还包括一起飞机失事(幸运的是，所有乘客都幸免于难，跌落的大冰盒也完好无损)。

"供体获取"团队遭遇的一切就像扣人心弦的电影情节，而等待移植的患者，对此却毫不知情，平静地躺在皇家帕普沃思医院手术床上，准备就绪，只等待着这颗心脏的到来。供体心脏回到大本营后，移植手术团队开始有条不紊地把心脏植入患者的体内，这项工作相对平稳，远不像"供体获取"团队经常遭遇的各种突发状况的考验和折磨。

心脏移植手术的程序一般是这样的:首先,我们用电锯锯开胸骨。然后,我们遵循大多数心脏手术的常规步骤,为了将患者的血液循环连接到体外循环机(心肺机)上,我们在主动脉中插入一根插管,再在两条大静脉中插入另外两根插管,然后,我们用两根尼龙带将这两根插管紧紧地扎起来,以使大静脉与右心房隔离。这样我们就能在切开右心房的时候,避免气体进入心肺机产生空气栓塞,影响机器运行。连接管道后,我们启动机器并阻断主动脉,使心脏与其他血管循环隔绝。

当然,与其他心脏手术不同,心脏移植手术不必用冰冷的高浓度钾溶液保护心脏,原因很简单,这个即将被废弃的心脏再也不需要跳动了。然后,我们切开两个心房(进入心脏的方式)和从心脏发出来的两个大动脉(通往身体的主动脉和通往肺的肺动脉)。此时,没有血供的心脏就慢慢因为缺氧而衰竭。心脏手术中最惨不忍睹的景象之一是看到可怜的、被判死刑的心脏,尽管已经被切除,但它却仍在拼命地、坚定地继续跳动,越来越弱。即使将它放在手术器械车上的金属托盘中,它也通常会持续几分钟微弱地跳动,最终归于安静。同时,在双肺之间的胸腔,心脏切除后留下一个很大的空间,只留下 3 根体外循环管道。如果运送途中不出意外,就在医生从患者体内切下病损的心脏时, 装在一个大冰盒里的供体心脏到达手术室,冰盒里最外层是冰,里面是一个装有低温心肌灌注保护液的塑料袋,这里面还有另一个袋子装有供体心脏。

　　将供体心脏植入受体胸腔,仅需要四根缝合线,做四处吻合即可:供体心脏的左心房缝合到被切除心脏的左心房的剩余肌肉上;供体心脏的右心房缝合到被切除心脏的右心房的剩余肌肉上;供体心脏的肺动脉与受体的肺动脉连接;供体心脏的主动脉与受体的主动脉连接。当然,所有这些切口经缝合后都不能漏血,就像做任何一种血管吻合一样,这完全是心脏外科医生的基本功。虽然是大针大线,但是缝合本身需要很长时间,特别是右心房的吻合最为烦琐。完成所有缝合后,彻底排出供体心脏中的空气,并移除主动脉阻断钳。

　　随着阻断钳的去除,供体心脏的冠状动脉有了血供,这时会同时发生两件事:第一件事非常神奇,从供体中取出并经过数小时的冷藏后,供体心脏立即就开始在"新家"中跳动;第二件事则不太理想,受体的血细胞会立即将这颗心脏识别为异物,并启动免疫系统排斥它。为了防止这种情况的发生,我们会在受体的血液和供体的心脏首次接触时使用强力的免疫抑制剂。如果一切顺利,新的心脏开始工作,人工心肺机停止运行并且断开与患者的管路连接,关闭胸腔,手术结束。

　　在接下来的几天中,患者犹如走钢丝:对免疫系统的抑制过少会导致排斥反应,对供体心脏造成损害,而过多的免疫抑制会使患者容易受到其他感染的伤害。开展心脏移植这么多年以来,我们的团队积累了丰富的经验,我们可以科学合理地通过对药物进行微调来达到既不引起排斥又防止感染的目的,帮助患者成功脱离危险。皇家帕普沃思医院一项历史悠久的传统评估标准是,当一位获得新心脏的患者可以绕着医院的"鸭塘"行走一圈时,他(她)就可以准备回家了。

现在退后一步,让我们放宽视野,一起回顾一下心脏移植手术堪称奇迹的历史进展。心脏外科手术是 20 世纪 50 年代心肺机发明的时候诞生的,此后一直飞速发展。在过去的半个世纪中,可以用手术刀和缝针来解决的心脏疾病的范围已经大大扩展,因此我们的心脏外科医生坚信没有什么心脏病是不能通过手术来解决的。我们可以给阻塞的冠状动脉进行搭桥手术,更换或修复所有的 4 个心脏瓣膜,解决主动脉的任何问题,在心脏内不应有孔洞的地方封闭先天性的孔洞缺损,或者在应该有孔但实际没有孔的部位人工造孔。很多天才的心脏外科医生设计出巧妙的外科解决方案,来修复婴儿先天性发育畸形导致的任何错误的血管管路连接,包括几乎无法理解但仍然存在的管路缺陷,如心室缺失、大动脉和大静脉连接缺失,甚至心室和心房的连接方式错误。最近,甚至对于心脏的电节律紊乱,例如,心房颤动使心房中的电信号变得不受控制,患者出现心悸、心脏射血效率下降、脑卒中的风险升高,也已经找到了手术解决方案,所以我们这些"水管工"现在也成了"电工"。

　　不幸的是,仍然有一种心脏疾病在跟心脏外科医生的手术刀叫板,那就是心力衰竭(俗称"心脏衰竭")。如果心脏是由于冠状动脉缺血或瓣膜问题而衰竭,我们通常可以修复它。但是,如果由于泵本身功能障碍导致心力衰竭,那就另当别论了。没有哪一种外科操作可以使虚弱无力的肌肉泵本身收缩得更有力。泵故障是个灾难,一般说来,心力衰竭是导致许多患者死亡的原因,有 30%~40% 的患者会在确诊心力衰竭一年内死亡,远远要比癌症严重得多。

　　为什么会出现泵故障?原因有很多。第一种是冠状动脉疾病,当冠状动脉完全阻塞时,一小部分心肌死亡(这就是"心肌梗死")。每当这种情况发生时,心脏就会一点一点失去泵血功能,直到虚弱得无法向全身输送足够的血液。我们可以给阻塞的冠状动脉做搭桥手术,以防止将来发生心肌梗死,但这不会使死去的心肌复活。

　　心脏的其他问题也可能导致心力衰竭:严重狭窄或闭合不全的瓣膜使心脏为了保证足够的血液向前流动,持续超负荷工作。这样的患者,即使他(她)正在扶手椅上睡觉或休息,他(她)心脏的工作强度也像跑马拉松一样高。心脏可以在短时间内承受这样高的工作强度，例如，进行马拉松比赛时，但连续数周、数月或数年则无法承受。如果不能解决瓣膜问题，心脏泵迟早会发生故障，并且可能不可逆转。

其他导致心力衰竭的情况比较罕见，但仍会发生，如病毒感染或免疫系统异常直接损害心肌本身。无论什么原因，当泵本身发生故障时，外科手术作为一个治疗选项，作用确实变得非常有限，前景也令人沮丧。到现在为止，我们还没有找到让受损心肌再生的方法。目前正在进行大量研究，以了解使用干细胞是否可以实现这一目标，但尚无任何临床上有效的成功报道。权宜之计就是当泵出现故障时，用新的泵代替衰竭的泵，于是心脏移植作为一种治疗手段进入人们的视野。

心脏移植虽然听起来充满魅力且令人兴奋，但它实际上是一种远非完美的治疗手段。原因有三：

第一个原因我们已讨论过，新心脏对于受体免疫系统而言是陌生的，除非免疫系统被药物抑制，否则排斥反应无法避免。而当免疫系统受到损害时，感染就成为一个问题，一些罕见的癌症也是如此，尤其是血液和骨髓癌。所有这一切的最终结果是，心力衰竭被移植后带来的新问题所替代：它虽然比旧疾容易控制，但随着时间推移，将不可避免地越来越严重。

第二个原因是心脏供体的缺乏，供体心脏是一种资源，由于其固有的稀缺性，它受到了非常严格的限制。因此，心脏移植仅适用于少数人，即相对年轻，同时没有合并其他疾病的心力衰竭的患者。这并不是年龄歧视或以不公正的方式区别对待，而仅仅是试图从有限的资源中获取最大的收益。即便有这些限制，仍然没有足够的供体心脏。这意味着许多可能从心脏移植中受益的心力衰竭患者，会在等到配型合适的供体心脏出现之前就已死亡。当心力衰竭如此普遍并且使众多患者饱尝痛苦时，很难看出像心脏移植这样有诸多限制的治疗方法（只能为少数人提供机会）能为解决众多心力衰竭患者的问题提供足够的帮助。有一句名言一语道破其中玄机：应用心脏移植来治疗心力衰竭，如同用买彩票的方式来解决贫困一样，杯水车薪。

最后，心脏移植中有一个令人不安的真相，它与许多其他器官的移植一样：

这是一种要求一个年轻而健康的生命必须付出死亡的代价，才能让另一个或许年长的患者生存下去的治疗方法，在每次移植胜利的交响乐响起时，必定同时上演着另一出人间悲剧。

一个新的解决方案已现曙光。由于心脏仅仅是一个泵，每分钟可以输送 5 升血液,因此替代心脏的机器(人工心脏)相对于人类的创造力和科技技术水平来说,并非天方夜谭。这项工作已经进行了多年,并且设备正在迅速地更新换代。它们可以让患者维持相对安全的状态直到找到供体心脏。我们称这些机器(人工血泵或人工心脏)为"移植的桥梁",它们使数百名心力衰竭患者在遇到命中注定的新心脏之前存活下来。而可以终身使用的心脏装置(称为"终点治疗")也已在许多患者中应用。它们不是完美的,它们在对血液的处理和电源的供电等方面都存在问题,但是它们确实起到一定作用。相信不久的将来,它们会变得比移植的心脏更具优势,并且会出现在每个心脏移植手术室的耗材仓库里。等到这一天真的到来,心脏移植手术将失去意义和市场,为人工心脏置换让路。

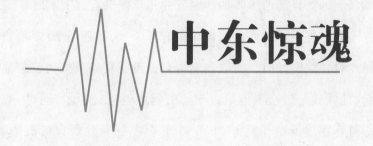

第 10 章

中东惊魂

2007 年，我收到一封来自史蒂夫·索比的电子邮件，他是一个慈善机构——巴勒斯坦儿童救济基金会的主席。在邮件中他问我是否愿意为巴勒斯坦的约旦河西岸和加沙地带的儿童提供心脏手术服务。我回复他：我在小儿心脏手术方面的培训仅仅有 6 个月，那还是 20 年前我在格拉斯哥做专科住院医师时，所以我觉得自己没有资格或能力答应他的要求。然后，他问我是否会考虑给成年心脏病患者进行手术，同时，他们迫切需要心脏病手术器械和设备，史蒂夫解释说，尽管他所在的机构名称是"儿童救济基金会"，但也愿意资助和支持所有类型的医疗救助，不仅限于儿童。

当时，加沙地区正处于激烈的政治动荡之中，但约旦河西岸在相当长的一段时间内一直是和平的。我回复，如果我能带一个我熟悉的医疗团队，那么我可以考虑去约旦河西岸，史蒂夫·索比欣然同意。我们可以先在那里工作一周，如果顺利，以后可以考虑定期前去。我们敲定了在 2008 年安排一周时间，我开始着手办理休假手续，并组织团队。

当时，亚瑟·阿布·奥马尔是一名高级专科住院医师，他在皇家帕普沃思医院的培训即将结束，和我一样，他的原籍也是巴勒斯坦。我邀请他加入我的团队，他欣然接受。然而，出乎我意料的是，说服其他几位和巴勒斯坦没有任何关系的人员参加这次志愿活动居然也很容易。麻醉主任医师乔恩·麦凯、体外循环灌注医生大卫·吉福德、外科助理史蒂夫·布莱恩特、手术室护士特蕾西·特里顿和麻醉助理凯伦·马尔斯登都毫不犹豫地答应了。他们都是我共事多年的同事，每个人都很能干。我信任他们，更重要的是，我喜欢和他们一起工作。

我们开始安排我们的行程。我想过，由于我是巴勒斯坦裔，抵达以色列机场会很扎眼，移民官员可能会对我过境以色列旅行的意图提出疑问，并设置障碍。因此，我决定通过约旦，直接穿越约旦河进入西岸，一旦到达那里，就直接前往我们的目的地城市拉姆安拉。亚瑟、大卫、史蒂夫和凯伦决定陪我同行，而乔恩和特蕾西选择途经特拉维夫。我们收拾好手术器械就出发了。

我们几个人在约旦安曼机场降落，在机场旅馆住了一晚，第二天出发前往约旦河。我们行驶在蜿蜒的山道上，一路欣赏着陡峭的悬崖倾斜延伸至河谷的壮丽景色，不到两个小时，我们就到达了关口。我们毫无困难地在约旦河东岸办好手续，然后坐上一辆公共汽车，载着我们穿过约旦河无人区到达西岸。在那里，我惊讶地看到移民大楼上悬挂着一面大而醒目的以色列国旗。由于之前我完全不了解现状，没有意识到约旦和约旦河西岸之间的过境点实际上是由以色列控制的。巴勒斯坦民族权力机构在西岸拥有一定的自主权，但这显然没有扩大到过境点。为了避开以色列移民官员，我绞尽脑汁设计行程路线，看来白忙活了！

我心里犯着嘀咕,手里拿着四本护照排队。轮到我时,以色列边境审查官员笑容满面。她问了我几个问题,把护照上的照片和我本人对照了一下,一边愉快地交谈,一边在护照上盖了戳。当时我甚至觉得,她对我岂止是友善,简直是在和我调情。

"你来以色列准备去哪儿?"她问道,同时把护照递给我。

"拉姆安拉。"我回答道。

她一把抢回护照,表情立刻变得严肃起来。

"去拉姆安拉的目的是?"她问道。

"我们是一个医疗团队,希望为当地提供一些心脏手术技术和医疗培训。"我如实回答。

"坐在那里!"她命令道,然后拿着我们的护照消失了。

我们只好坐下等待。大约两个半小时后,她再次出现,把护照还给了我们,告诉我们可以继续我们的旅程了。我们也取回了我们的行李,发现每个包都被打开过,毫无疑问,他们进行了仔细、彻底的检查,但所有的器械都还在。我们上了一辆出租车,按照先前的计划出发前往拉姆安拉。我们的路线非常接近横跨约旦河西岸的巨大隔离墙。墙上满是涂鸦，其中一些是相当具有艺术性的，神秘的英国街头艺术家班克西用他一贯的反偶像主义和具有煽动性的笔触展示了他的才华；周围还有一些简单并且没有太多艺术感的涂鸦，同样吸引了我的注意力：几个淡蓝色的字母"CTRL+ALT+DEL"（重启）被俏皮地喷涂在墙上。

我们在深夜住进了拉姆安拉一家离医院不远的酒店。我毫无意外地知道乔恩和特蕾西是在早上 4 点钟到的，他们的笑声响亮而且辨识度很高。当寻找各自的房间时，他们的笑声在酒店走廊中回荡，他们心情一定很好。

第二天是星期一，早上我们去酒店吃早餐。酒店有一个很大的自助餐厅，几十种诱人的中东美食让我们欲罢不能。只有乔恩·麦凯例外，他不习惯这种风味，只吃了一包酒店房间标配的玉米片果腹。饭后，我们挤进一辆救护车，来到医院。

进入医院的大厅，当时的巴勒斯坦总统亚西尔·阿拉法特身穿战袍笑容满面的巨幅画像映入眼帘。在肖像画附近，是一幅黑色的 AK-47 突击步枪图片，一条红线横贯图片，旁边有醒目的文字提示：亲爱的公民，医院内禁止携带枪支。

当团队的其他成员开始熟悉病房、手术室和 ICU 的布局时，我在伊迪医生（他是一位普通外科兼血管外科医生，医院安排他负责接待我们）陪同下，来到血管造影影像室。这里储存着准备进行心脏手术的患者的血管造影资料，包括冠状动脉造影和心室造影等，这些资料可以帮助我们了解病情，设计手术方案。

房间很小，没有窗户。里面有一张木制的小桌子，一台旧的台式电脑和两把椅子。

房间的柜子里、壁橱里、地板上、桌子上到处都堆积着血管造影光盘，至少有 1000 张。每张光盘盒里都有一张或几张记录患者信息的纸条。我不懂文件归档系统，但是我很困惑，造影光盘摆放得乱七八糟，这样我如何选择可以接受手术的患者？经过和伊迪医生的讨论，我们达成一致。开始时，我们应该挑选一批有明确手术指征和相对安全的患者，再从这些患者中选择那些最迫切需要手术的患者和等待时间最长的患者。

我很佩服伊迪，虽然资料杂乱无章，他却能够在其中挑出符合我们要求的患者，他选择了几十张血管造影光盘给我们看。我告诉他，我们在一周时间内最多只能做 10~12 台手术，但他说我们需要更多备选，因为我们最初选择的一些患者不一定全部能联系上，因此我们需要有备选的患者。

我们开始阅读血管造影片和检查报告,这是个苦差事,因为电脑很破旧,运行非常缓慢,还经常莫名其妙地死机。

与此同时,消息已经传开了:城里来了一个心脏外科手术团队。患者和患者家属开始聚集在医生办公室外面的走廊里,都要求医生优先考虑他们。他们有时敲门询问,有时则直接闯进办公室,目的就是争取到手术的机会。我们不为所动,平心静气地挑选着。突然,伊迪捏起一张光盘兴奋地喊:"这里! 看看这个! "

我看了看,这是一例严重的冠心病患者,需要搭 4~5 根血管桥,而且心脏功能良好,年龄也只有 60 岁,唯一的危险因素是合并糖尿病。

"为什么选这个病例?"我问。

"因为他现在就住在医院,不需要去找他。几天前,他发生了轻微的心肌梗死,并且一直以来都被间断的心绞痛困扰。而且,他碰巧是我们一位骨科培训医生的父亲"。

我们找到了第一个患者!

几个小时的枯燥工作后,我们挑好了一组我们认为迫切需要心脏手术,并且对于首次拉姆安拉冒险之旅来说相对合适和安全的患者。第一位患者叫奥马尔,他是个讨喜的家伙,合并 2 型糖尿病,但是体重不算超标,除了最近发生过轻微心肌梗死,这是他唯一的危险因素。因为心绞痛频繁发作,他迫切地希望彻底摆脱这种痛苦的纠缠,过上正常的生活。我答应他,我们会帮他完成愿望,这个手术对我来说是小菜一碟,手术死亡率不到1%,他愉快地同意了接受手术。我和团队回到酒店,忙了一天,大家都饿了,盼着晚餐能像早餐一样丰盛。晚餐确实不错!但是,令乔恩·麦凯"惊喜"的是——没有玉米片,所以这位老弟也只能硬着头皮和我们一起"享用"中东的美食了。

星期二早上,我们又坐救护车来到医院。奥马尔被推进手术室,乔恩熟门熟路地接好监护仪,做好气管插管和麻醉;亚瑟打开胸腔,从胸廓内摘取出一条乳内动脉,作为给最重要冠状动脉搭桥的血管桥;而史蒂夫则从腿上取出一条大隐静脉来作为其他堵塞冠状动脉的血管桥。我洗手后穿上无菌手术衣,给患者建立好体外循环,给他搭了 5 根血管桥。这个手术可能是我职业生涯中最平稳顺利的一例:用作血管桥的大隐静脉和乳内动脉质量很好,接受搭桥的冠状动脉大小合适且没有钙化斑块,整个手术过程行云流水。大家都很开心。3 个小时后,手术结束,奥马尔被送到了重症监护室。

拉姆安拉医院监护室的设备很齐全,但人手比较紧张,因此他们喜欢在手术后尽早拔掉帮助患者呼吸的气管插管,而不是像英国那样,手术后使用呼吸机辅助呼吸的时间比较长。回到监护室两个小时后,奥马尔的气管插管就被拔掉了,我看到他喝着茶,和护士及家人,包括他年轻的医生儿子聊着天,我觉得,如果在拉姆安拉的所有手术都能如此顺利,那么在一周结束时,我们可以轻轻松松地完成很多手术。

那天晚上,在酒店后院,我们坐在巨大的石头露台上,喝着餐后鸡尾酒,听着松树上蝉鸣,享受着傍晚落日的余晖,心情舒畅。

星期三安排了两台手术。早上 6 点钟,房间的电话铃把我吵醒了。是亚瑟打来的,那天早上他醒得很早,就给监护室打电话问了一下奥马尔的情况。他告诉我过去的几个小时里奥马尔的尿量有点少。他说:"也许问题不大,但我还是不太放心,毕竟这是我们来这里做的第一台手术,我想现在就去医院看看到底怎么回事。"我也立刻起身,穿好衣服,跟他一起来到大堂。因为还没有到救护车来接我们的时间,我们就直接打车去了医院。当时奥马尔坐在床上,感觉很好,他所有的生命体征都平稳,但他的尿量每小时不到 30 毫升。

一般来说,正常人每小时的排尿量大约为 1 毫升每千克体重,奥马尔重 80 千克, 每小时尿量应该为 80 毫升。我们不知道为什么尿量会突然下降。我们先经验性地给他用了少量利尿剂, 没有反应, 接下来的一个小时尿量只有 20 毫升。我们加大了利尿剂的剂量, 仍然没有反应。我们又尝试了药效更强的药物, 他的排尿竟完全停止了。我们给他化验了肾功能, 证实了我们的猜测: 他发生了急性肾衰竭。谁也不知道为什么会这样。对于一个 60 岁的糖尿病患者来说, 手术前他的肾功能算是不错的, 手术期间也没有让他的肾脏受任何轻微的损伤, 手术后也非常顺利。为什么他出现肾衰竭了?

我们没时间从病因学上找到是什么导致了他发生肾衰竭, 但当务之急是, 他衰竭的肾, 可能需要几天才会逐渐恢复工作, 他现在急需一台血液透析机帮助他排出血液内的废物。我们把这个要求告诉了医院, 他们回复, 医院唯一的血液透析机在肾脏科, 这台机器每天 24 小时连轴转。西岸严重缺乏这种设备, 许多肾衰竭患者得不到治疗, 因此, 奥马尔根本不可能用上血液透析机。我不死心, 打了一个电话给肾脏科, 他们的回答让我不再抱有幻想。当我和亚瑟在思考下一步该做什么的时候, 其余队友也从酒店到达医院。这时, 拉姆安拉医院重症监护室的一名护士说:"比利时人捐赠过一台机器给我们, 不知道是不是血液透析机?"

　　这是不是真的？从他们口中我们得知，这台机器是比利时一个慈善组织送给拉姆安拉医院的，但从未被拆开过，还装在医院储藏室的加固纸板箱子里。没有人知道它是什么机器，更别提有人会使用它。在我们要求下，它被运到重症监护室，我们打开纸板箱，眼前一亮，这竟然真的是一台血液透析机！而且是最新款！但是没有说明书，也没有连接到患者血管所需的复杂塑料管道。我们都不是肾脏科专家，但这台机器是我们和患者唯一的机会。

　　我给皇家帕普沃思医院两位最擅长透析治疗的麻醉师打了电话，并从他们那里得到了很多有用的信息。我们请拉姆安拉医院肾脏科医生为我们提供一套一次性塑料管道、过滤器和透析物品套装，他们爽快地答应了。然后，灌注医生大卫和我在医院为数不多的可以联网的电脑上，搜索到了这台机器的生产序列号，费力地打开一个个网页，最后找到了这台机器的电子版说明书，打印出来，开始工作。

　　我们把机器和管道放在监护室中间的地板上，在监护室工作人员和患者怀疑的注视下，对照着说明书，像拼积木一样把管道慢慢地组装起来。透析机的管道和心肺机的管道虽然不同，但都是血液管道，因此有很多相通之处。此时，大卫多年来在组装心肺机管道方面的宝贵经验发挥得淋漓尽致。最后，经过几次失败之后，机器终于正常运行了。我们把奥马尔和透析机连接起来,他立刻感觉好多了。血液检测结果也表明,他体内通常由肾脏排出的代谢废物含量已经开始下降。

不幸的是,故事远没有结束。随后的化验结果又开始显示奥马尔肝功能开始出现失调。我们有些不相信,就重复化验了一遍,复查的结果更糟糕。奥马尔现在又出现了肝衰竭!我们想尽一切办法去治疗它,但无济于事。就在那个晚上,奥马尔的肺功能也衰竭了,不得不给他重新做气管插管,接上呼吸机,经过一夜抢救,他的病情还在持续恶化。星期五早上,尽管我们尽了最大努力去帮他,他还是死了。我们在拉姆安拉的第一台手术莫名其妙地以悲剧告终,整个团队都非常沮丧。

星期六早上,我们又来到医院,但所有队友都没有了第一天时那种斗志昂扬的激情。星期四和星期五的手术尽管风险略高但患者的恢复都很平稳。我们一直在徒劳地尝试把第一个灾难性手术的记忆从脑海中抹掉,但无济于事。

在拉姆安拉的最后一个下午,我们这次行程中最后一台手术的患者,是一位超重的老太太——斯普拉特夫人,只需要搭一根冠状动脉桥。我清晰地记得两天前和她见面时的情形。她体形硕大丰满,她的丈夫叫杰克·斯普拉特,是个黑黑瘦瘦的男人。我尽力想把她的病情和为什么要做手术，以及手术的效果详细地告诉她，她行为举止古怪的丈夫却极力阻拦和抵触。当我告诉她，她的心脏问题可以通过搭桥手术来彻底治愈的时候，她丈夫不断地咕哝着："有必要吗？""在她这个年纪做这个手术有什么意义？""我们不想接受危险的手术"我努力排除杰克的干扰，继续和她直接沟通。

我向她解释说，这次手术会提高她的生活质量，但不一定能延长她的寿命，因为她的心脏病会严重影响她的生活质量，但并不会危及生命。当我最后对她说，手术可能有 1% 的死亡风险时，她丈夫的眼睛突然瞪圆了。

"你的意思是她有可能会因为做手术而丢命?！"他问道。

"是的，只要做心脏手术，就会有死亡的风险，虽然发生这种风险的概率很小，但是在她决定做手术之前，医生有义务让她了解这一点。"我说。

在后面的沟通时间里，他转变了态度，喃喃自语，"那么让她做手术吧""让我们碰碰运气"之类的话。他一直感到不安。但幸运的是，患者自己根本不理会他。她理性地问了一些相关的问题，并做出了决定："是的，我愿意接受这个手术，我认为为这个冒险是值得的。"

当我走向手术室时，我差点和正要走进麻醉室的乔恩·麦凯撞个满怀,他看上去激动而焦虑,我问他发生了什么事。

"没事,快去做手术吧。"他说,"我以后再告诉你。"

到底是什么事?我坚持让他立即告诉我。他说刚刚碰到了一些非常奇怪的事情。他接着解释说,拉姆安拉医院手术室和皇家帕普沃思医院的一个不同之处是缺少一台二氧化碳监测仪。这是一种可以确认连接呼吸机的患者吸入的是氧气,呼出的是二氧化碳的仪器。这个机器的作用就是检查呼吸机及相连的管道是否在正常工作。拉姆安拉没有这样的仪器,所以乔恩非常细致地检查了呼吸机管道。当时,他和凯伦·马尔斯登准备好了麻醉药物,并且两人一起再次仔细检查了麻醉机管道。考虑到斯普拉特夫人的肥胖会给气管插管带来很大困难,凯伦还用了一个探条来帮助确定气管插管进入气管合适的位置。

因为斯普拉特夫人进手术室有些延迟,所以他和凯伦就去手术室的咖啡间小憩一会儿。等他们返回时,发现探条"失踪"了!这有些令人失望,但还不是致命的,因为我们有备用的。然而,当有强迫症的乔恩第三次检查麻醉机管道时,麻醉机报警提示有气体泄漏。只有密闭的麻醉机管道遭到连续性的破坏,才会发生气体泄漏。最终,他找到了被断开的管道位置。刚刚经过检查的完好无损的麻醉机管道在复检时发现已被断开,在他20

年的临床生涯中,这种事他从未遇到过。麻醉机在手术室放置的地点和管道断开的位置使人难以相信这只是偶然事件。另外,知晓断开哪里最危险,需要有专业麻醉知识。假设乔恩没有强迫症一样地重复检查,斯普拉特夫人会在开始麻醉后不久死于缺氧。这件事令他非常紧张,他认为这明显是蓄意破坏。斯普拉特夫人已经在手术室了,最直接和最困难的问题是"我们要继续吗?"

我们决定继续。斯普拉特夫人的手术十分顺利。手术结束后,我的思绪回到了我们的第一位患者:奥马尔。其余的队友也有类似的忧虑和怀疑。那天晚上,史蒂夫第一个把憋在心里的话说了出来,几天前,奥马尔的肾脏、肝脏和肺突然连续出现致命的功能衰竭,原因不明,发病时间也相对较晚。于是我们每个人都开始思考那些难以置信的原因。如果说斯普拉特夫人在蓄意破坏的阴谋里死里逃生。那么我们的第一位患者也同样是被人陷害的吗? 奥马尔可能是被故意下毒的?

我们永远都找不到答案了。奥马尔死的时候,我们把死因归结为一个我们无法理解的反常事件, 或者是他患有某种我们根本不知道的全身性疾病,或者只是我们运气太差。但斯普拉特夫人的事件更令人担忧,因为乔恩有确凿的证据表明, 在他精心设置好麻醉机参数到手术开始之间的短暂时间段内,一定有人蓄意破坏了呼吸机管道。细思极恐! 我们的第一个和最后一个患者都被卷入一个神秘的怪圈,第一个是真的发生了灾难,另一个则是因为乔恩的挑剔和敏锐才勉强逃过一劫。

那天晚上,我们被卫生部长邀请参加晚宴以感谢我们的帮助。深思熟虑后,我把我们的遭遇和怀疑告诉了他。他似乎并不过分惊讶,答应全面调查此事,并承诺向我们发送详细的调查报告。9 年过去了,我仍然没有看到报告。

当我们穿过大桥返回约旦时,一名身穿制服的以色列男子向我搭讪,他自称来自"旅游部"。一开始,他问了我们一些与旅游有关的问题,我都回答了。然后他的问题就偏离了旅游,问起了我的家人、朋友和熟人的名字和地址。很明显,他对旅游一点儿也不感兴趣,我警惕起来,不再和他搭话。

这时,乔恩·麦凯和特蕾西·特里顿正在去特拉维夫机场的路上。我本以为他们能轻松地办理过境手续,但是,我错了。他们也经历了一段艰难的时光,特蕾西对此一直保持沉默,直到很多年后,当我开始写这本书的时候。我请她告诉我当时发生了什么,也让她和团队的其他成员检查我上面写的故事,以确保每一个细节都准确无误。她很负责任地把当时发生的事都写了下来,读了她的叙述,我觉得我应该把她所描述的遭遇,在这里完整地呈现给读者：

离开我丈夫和女儿一周后，我终于回家了。当我出发时，我对我未来一周的遭遇始料未及，也完全没有这方面的准备。

在我抵达和离开以色列时，边境安检的经历可以说是匪夷所思。在去特拉维夫机场的路上，有许多检查站，给我的感觉是每一个检查站都有可能阻止我们到达机场。第二个检查点最过分，乔恩和我被要求从出租车上下来，把箱子从后备厢里抬出来并逐一打开。一个武装警卫拿着我们的护照消失了；另一个武装警卫盯着我们拉开手提箱拉链，打开箱子，详细检查。我跪在地上开箱，全副武装的警卫就站在我身后，我很紧张，感觉都要虚脱了。

那个带走我们护照检查的警卫回来说我们可以走了。我和乔恩坐在出租车后座，惊魂未定，不停地在想"如果我们去不了机场怎么办？如果我们永远回不了家怎么办？"我还清楚地记得，因为极度恐惧，当时我的腿一直在不由自主地颤抖。尽管我经历了这些，但我对自己在以色列机场遭遇的安全检查方面的刁难仍然预料不足。

乔恩和我提前 4 个小时到达机场，因为旅客们被告知要留出 3~5 个小时的安检时间。我们刚走到候机厅的入口没几步，一名保安就走近我们要求查看我们的护照。她问我们从哪里来，以及访问的性质是什么。我们说，一个人道主义慈善机构邀请我们来进行一些医疗培训并开展心脏手术。当被问到在哪里时，我回答："拉姆安拉"。她接着问这个请求是谁提出的，我们是否有相关文件来证明这一点。我出示了巴勒斯坦卫生部长的邀请函原件，然后警卫带着我们的护照和邀请函离开了。几分钟后，她回来告诉我们，可以继续在行李区办理扫描手续了。我真的以为就这么简单；如果这是我们碰到的最严厉的盘问，那也不算太糟。警卫和她的三个同事的眼睛朝我们身上扫视个不停。乔恩表面上很冷静，但我能感觉到他很紧张。乔恩平素有一种古灵精怪的幽默感，所以当他突然变得严肃和安静时，我知道他感觉有点不妙。

排在我们面前的队列长得令人难以置信，还没到登机手续办理柜台，我们的行李就被要求进行扫描，但这无所谓，因为这是许多国际机场的惯例。我们的行李完成扫描后，我被带到附近的一个柜台进行"随机选择搜查"，至少我是这么被告知的。他们的搜查非常细致，而且是在大庭广众之下，离入口只有几英尺远的地方，因此花费了大量的时间。我的每一件衣服都被拿出来再被放回原处。引起他们兴趣的一个物件是我行李中的一块牌匾，这是巴勒斯坦慈善机构和卫生部长送给我的礼物。他们把这个牌區不停地传来传去,夹杂着笑声,似乎在嘲弄我。太可怕了!

我们到达已经一个小时了,还没有办理登机手续。乔恩也被搜查了,但不像搜查我那样彻底。他们说他可以走了。

我就不一样了。

我感觉到身后有两个警卫,我被要求跟随他们去进行进一步问讯。我的审查还没了结。我让乔恩留心点儿看看接下来会发生什么事。我特别担心他们会在箱子里放些东西来阻止我上飞机。

当我被两名女警卫护送到机场另一边的一个区域时,我开始哭泣。我问为什么要把我带走。一个警卫表现得很人道,但另一个我对她的评价只能是残忍。

我被带到一个房间,一个警卫拿走了我的背包和护照,另一个警卫让我脱掉衣服。我感到自己脆弱无助得像个孩子。

她们把我背包里所有的东西都倒在地板上,看着我钱包里的照片,一边笑一边聊天。真可怕,有这个必要吗?!

询问持续了 1 个小时 15 分钟。我的腿不停地颤抖。我不停地哭泣,我的尊严被彻底摧毁了,有种被侮辱的感觉。

最后,坐在我对面的警卫说,她们对回答很满意。她们会带我去拿行李过海关,这样我还有 15 分钟的时间通过护照检查并登机。

另一个警卫安慰我说,我刚刚经历的只是例行常规检查。

我继续哭,问她们为什么要这样做,她们也不搭话,只是看着我大笑。随后,我被带回候机厅。

在护照检查处,乔恩在等着我,他给了我一个熊抱,并试图用轻松的语气安慰我。但在我确认这一切都结束之前我能做的只是哭泣。飞机终于起飞了,我知道我安全了,可以回家了。

这么多年,我一直不知道特蕾西当时所受"非常礼遇"的细节,直到我看了上面的叙述。然而,我对已经发生的事情仍然感到非常不安。我们在拉姆安拉的最后几个小时里,我抓住机会问了一些问题。有人告诉我,过去当一些国外来访的外科医生操刀心脏手术时, 也曾发生过类似的麻醉机"故障"并导致患者死亡。拉姆安拉的医学界存在着相当多的政治斗争和职业竞争,而心脏手术在那里获得成功并不符合某些人的利益。但是,有谁会堕落到冒险去杀害患者呢?

　　直到今天,我也搞不清楚这个问题的答案。最近,阿米尔·雷扎·侯赛因普尔(西班牙塞维利亚的一名技术高超的小儿心脏外科医生,过去曾在皇家帕普沃思医院接受过培训) 率领一个团队前往拉姆安拉,和我们一样,在那里开展了一期心脏手术培训,但患者对象是儿童。在那期间,他所做的每一台手术都非常顺利。

　　幽默而"猥琐"的乔恩·麦凯阅读了特蕾西关于机场噩梦的描述后,建议把这本书命名为"*The Naked Scrub Nurse*"(裸体手术护士)(我的上一本书名是 *The Naked Surgeon*①)。虽然特蕾西对这个无聊的冷笑话一笑了之,但她和我其实都不太喜欢这个说法。

---

①*The Naked Surgeon*:《真实的外科医生》,本书的姊妹篇,2017 年由上海华东医院林雷主任翻译成中文, 主要讲述萨梅尔·纳西夫医生作为欧洲心血管手术危险因素评分系统 EuroSCORE 模型创始人,通过对模型的分析,以专业医生的角度来激励外科医生改善心脏手术的预后。同时以通俗易懂的语言和生动有趣的故事来帮助患者理解复杂的手术问题,是一本外科医生和患者皆宜阅读的科普读物。

第 **11** 章

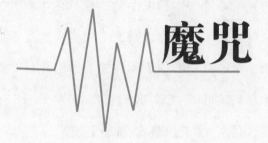

魔咒

　　我在医学领域的贡献之一是建立了心脏手术患者术前风险评估的 EuroSCORE 模型。这个体系可以根据心脏病患者的术前检查结果，计算出接受心脏手术后发生死亡或其他严重并发症的风险概率。了解这些风险有助于患者和外科医生决定手术是否值得去做。同时，还有助于衡量一个心脏中心的手术质量。通过比较一组患者的预期死亡风险与手术后的实际死亡率，我们可以得出一个结论，即该医院的手术质量是否符合预期、优于预期，或者差于预期。

　　昨天，我接到外科实习生斯瓦塔的电话。她给我带来了一个"好消息"——我的一位患者在手术后突然一下子出现了许多意想不到的并发症。

　　如何更好地处理这些并发症，她想听听我的意见和建议。当我们一起为患者制订了一个治疗方案后，她突然转入另一个话题："顺便说一句，我认为您的 EuroSCORE 模型有不完善的地方，因为它在计算中缺少一个重要的危险因素。"

　　"真的？"我问，"你指的是哪个危险因素？"

　　"显而易见，"她说，"职业为医生的患者应被视为 EuroSCORE 的一个危险因素。"

当然,她是在半开玩笑,但暗示了这位患者恰巧是医生的事实——他在剑桥附近做全科医生。除此之外,他的许多家庭成员也是医生,他的儿子是心脏外科麻醉师,在英国北方一家医院的心脏中心工作。如果让我在手术前说出哪一位患者的手术最无悬念,手术后最可能顺顺利利康复出院,无疑就是这位患者。然而,他却出现了心脏手术后的大多数并发症。实习生表达了大家共同的观点:医生通常是最糟糕的患者。她的意思并不是说他们总是有很多要求,而是我们所有人普遍的感觉——最糟糕的并发症和最差的预后总是发生在那些医生患者身上。这简直是个摆不脱的魔咒!

魔咒在我们外科医生身上时不时地应验着。虽然,我不认为"职业为医生的患者在接受手术时表现不如其他患者好"这个说法有任何统计学意义,但是当我遇到那些具有医学背景的患者时,我还是禁不住心存恐惧和担忧,对他们,我总是抱着最坏的打算。更重要的是,这些患者的医学背景越接近我的专业,我就越感到惶恐不安;这也与这些患者在医学界的重要性,以及他们的工作地同我工作的皇家帕普沃思医院的地理距离成正比。我猜测,如果我作为一名心脏病患者,被转诊给我们医院某一位具有国际声望的心脏外科同行来做心脏手术的时候,他的压力一定是前所未有的大。这种情况尚未发生,但可能只是迟早的事。

同时,我真诚地希望(纯粹出于自私的原因),至少在我退休之前,我的所有同事都可以在余生中继续拥有快乐和健康的心。

20 多年来,我一直在推进一项"杂交"新技术来治疗冠心病。绝大多数需要外科治疗的冠心病患者接受冠状动脉搭桥手术后,胸部和腿部都会留下长长的切口瘢痕。少部分患者,就像第 6 章中的艾玛,只有一根冠状动脉有病变,我们可以给她做一个微创冠状动脉搭桥手术,胸部仅有一个小切口。另一小部分冠心病患者有两根冠状动脉阻塞,其中一根阻塞的冠状动脉(前降支,最重要的冠状动脉,对其做外科搭桥手术优于做内科介入手术植入支架)可以通过微创冠状动脉搭桥手术治疗,另一根则可以进行介入支架治疗。对于这部分患者,采用"杂交"手段(微创冠状动脉搭桥手术+介入支架植入)来治疗是有意义的:我先对阻塞的冠状动脉左前降支做一个微创的搭桥手术,几天后,一位心脏内科专家将对另一根阻塞的冠状动脉植入支架。瞧!转眼之间,冠心病在不劈开胸骨的情况下得到了彻底的解决。我与彼得·斯科菲尔德合作开展这项"杂交"技术,他是皇家帕普沃思医院一位值得信赖的心脏内科专家,也是我的好朋友。多年来,我们为大约 100 名患者进行了冠心病"杂交"手术,取得了出色的成绩。我们可以毫不吹嘘地说,在这种非同寻常的技术的应用方面,我们俩拥有世界上最大宗病例数和最丰富的经验。当然,这对患者来说更是一种非常有吸引力的方法,因为它避免了胸部的大切口,而且手术后恢复得相当快。这种方法的另一个优点是,搭桥手术完成后两天,彼得会在血管造影的帮助下对另一根阻塞的冠状动脉植入支架,而血管造影当然包括拍摄我刚给患者做过的搭桥手术的血管桥影像,血管造影是观察、评估冠状动脉的"金标准",是一个严酷而无情的质量控制体系,它能评判我做的搭桥手术是否有瑕疵,而大多数常规(非"杂交")搭桥手术通常是没有机会得到这个检验的。我为自己的 100% 成功率而扬扬得意,因为这组患者中所有的血管桥都被血管造影检查过了,而且我还能用血管造影这个硬指标来证明我做的血管桥都畅通无阻。

当 60 岁出头的希恩·路易斯被推荐给我做这种"杂交"手术时,我认为他完全符合要求,绝对是这种"杂交"手术的合适人选;当我再次仔细阅读他的转诊资料时,发现希恩是一名医生,一丝恐惧开始浮上心头;当我知晓他是一名骨外科主任医师时,恐惧感急剧上升;当他告诉我他在 24 千米外的一家医院工作时,我的恐惧感进一步上升;当我获悉他还是艾弗·路易斯 (Ivor Lewis)(这位才华横溢的胸外科医生被公认是 Ivor Lewis 手术[1]的开创者)的儿子时,我压力山大!

①Ivor Lewis 手术:经右胸和腹部两切口的食管癌根治术,1946 年由英国胸外科医生 Ivor Lewis 首先提出并实施,沿用至今,是治疗胸中、下段食管癌的经典手术方式,其优点是术野暴露好,提高了手术切除率,可以做到真正的二野淋巴结清扫,远期效果好。

当我在诊所和他见面时,希恩告诉我,他愿意选择做"杂交"手术,是希望能在最短的时间内康复。这可以让他尽快恢复到工作状态。我们给他制订了手术计划:星期二做微创搭桥手术,星期四或星期五做介入支架植入手术,周末出院,下星期一他就可以回到工作岗位。在他工作的科室里,已经有一堆骨科患者等着他回去做手术了。这一切看起来顺理成章,我有自信的理由是以前我的一位患者,也是一名骨科主任医师,在接受这种手术3天后,就已经高兴地重返手术台,挥舞着骨科锤子敲击新患者的髋部了。所以我向希恩保证:是的! 只要按部就班,一切尽在掌握。然而,很多时候,计划不如变化快,这就是人生。

星期二,我们按计划对他实施了微创搭桥手术。3天后,希恩没能按照预期做介入支架植入,因为他发生了我职业生涯中所见过的最致命的切口感染,并差点死掉。细菌扩散到他的血液中,引起高热、神志不清,病情很重,不得不再次转入重症监护室。强力的抗生素也无能为力,我只好带他再次进入手术室,在全身麻醉下给他感染的切口进行清创手术。花了整整6个星期,才让感染得到控制。那搭桥手术的结果怎么样呢? 当彼得给他做血管造影时,无情的事实告诉我:我做的血管桥闭塞了!

幸运的是,彼得顺利地在他堵塞的冠状动脉里植入了支架。希恩的冠心病治愈了,现在又开始工作了,但这却不是我的功劳,我所做的手术的结果就是给他带来一个危及生命的切口感染和一个没用的血管桥。可恶！我的这组"杂交"手术的成功率因此下降到 99%，现在我再也不敢牛气哄哄地宣扬我搭的血管桥有多么完美了。

残忍的魔咒似乎是：导致手术并发症的原因并不仅仅局限于患者也是医生的情况，有时，患者是知名人士，或者他和主刀医生有共同的爱好，也可能是导致并发症的原因。

众所周知，我经常为两家全国性报纸《卫报》和《金融时报》设计"字谜游戏"。我发现这是一个非常令人愉快的爱好，可以放纵我对语言和文字游戏的热爱，并给我提供了一个极好的暂时缓解工作中巨大心理压力的方式。这两家报纸都免费在线提供他们的拼图游戏和字谜游戏，因此在午夜，早在报刊亭开门之前，第二天的字谜游戏就已经挂在每家报纸的网站上了。因此，在一些网站上有很多小型的在线博客社区，字谜游戏爱好者在社区里互相竞赛，都争着第一个发布谜题的答案。最快的高手 20 分钟就可以解开谜题。

这些在线博客不仅为字谜游戏爱好者提供了一种交流方式，也为字谜游戏设计者提供了宝贵的反馈。很多设计者会通过浏览这些博客来了解游戏爱好者对他们设计的谜题的感受。是太难还是太容易了？线索是否合理？有错误或失误吗？诙谐的还是无聊的？博主在网站上发布他们的评判，而这些评判有时是很严厉的。其中一个网站名叫 Fifteensquared（15 平方米），它有一个有趣的座右铭"从未无解"。里面有几个博主特色鲜明，其中一个博主的名字是罗杰·C.惠廷，据说他是一个智商超群、学识渊博的家伙，很不容易被取悦。每当惠廷认为某个谜题的某一条线索不能令人满意时，他就会在博客上大肆批判。我感谢所有人在Fifteensquared 网站上对我出的谜题的反馈，评论一旦上线，我就会关注。我知道其他一些设计者也会这样做，他们中的一些人还会回应和参与评论。而我的朋友，已故的伟大的约翰·格雷厄姆，他的笔名"阿劳卡利亚"可能更广为人知。他是字谜游戏设计的元老，却从不看这些博客。

一个星期三下午，在我诊所里，一位新患者走进诊室，是一个中年男子。当他坐下来的时候，他随意地在桌子边上放了一份折叠起来的《卫报》，正好露出一个已经完成了一半的字谜游戏。显然，这是他用来在候诊室里打发时间的。我和他握了握手，做了自我介绍，在发现我们有这种共同的爱好之后，我问他是否已得出这个字谜游戏的答案。

"是的，"他说，"但这不是我最喜欢的字谜游戏设计者。"

我问他最喜欢谁，他毫不犹豫地回答："阿拉克尼，因为她的严谨和智慧。"我完全同意他的看法，阿拉克尼也是我的最爱。然后他说，他在 Fifteensquared 网站上非常活跃。

"多有趣啊！"我说，"你在 Fifteensquared 网站上用的名字是？"他用一种困惑的表情看着我，并指着清清楚楚地写在自己病历顶部的名字：罗杰·C.惠廷。世界很大，但有时也很小！

我们聊完字谜游戏后，又讨论了他的心绞痛，这确实很麻烦。因为它在运动时经常出现，但有时也会在休息时发作。他渴望摆脱它的折磨。我们一致认为搭桥手术对他来说是个好主意。他是一个老烟民，还有一些其他的危险因素使他的手术比别人更危险，但没有手术禁忌证。

我告诉他，手术导致死亡和脑卒中的风险概率为 1%~2%，他听后表示乐意接受这个手术。

那段时间，在皇家帕普沃思医院等待手术的患者非常多，我们没有足够的手术间和床位来满足所有患者，为了减少患者等待手术的时间，我们不得不把一部分患者分流到伦敦的一家私立医院做手术。我安排惠廷先生到伦敦做手术，几周后，我为惠廷先生做了一个非常简单的搭桥手术，给他的冠状动脉搭了 4 根血管桥。

几个小时后,当他醒来时,我惊愕地发现:他出现了脑卒中的症状!更糟糕的是,我最初将其误诊成了帕金森病,并按帕金森病来给他用药治疗,这在短时间内让他的病情变得更糟。他的恢复缓慢而费力。

不久之后,我把他带回了皇家帕普沃思医院继续治疗,一个月后,他才出院去康复中心进行康复。在那之后的几个星期里,像以前一样轻松解决一个字谜游戏对他来说是不可能的。当他出院时,我送了他一套我尚未出版的谜题让他做康复练习。

几个星期后,我高兴地收到了惠廷先生邮寄过来的字谜游戏答案,虽然字迹有些颤抖,但拼写得很正确。脑卒中影响了他书写的能力,过了好长一段时间,惠廷先生才又能在 Fifteensquared 网站上写博客。最终,他完全康复了,又重新开始玩字谜游戏。每当他对我的某些谜题发表好评时,我都非常感激——而且是多方面的感激!

最后,魔咒击中了剑桥科学界的核心。资深剑桥心脏病专家迈克尔·佩奇医生向我介绍了一位既是当地名人又是国际名人的患者:马克斯·费迪南德·佩鲁茨教授(1914—2002 年)。他是一位出生在奥地利,但工作在剑桥大学的分子生物学家。1962 年,他因发现血红蛋白的化学结构而获得诺贝尔化学奖。血红蛋白是血液的主要成分之一,功能是携带氧气并将其输送到人体组织中，血液呈现红色就是因为它的存在。简而言之，马克斯发现了血液的秘密。他在剑桥大学的另一个巨大成就是，他创建并主持了分子生物学实验室。这个实验室先后有 14 位科学家获得了诺贝尔奖，其中包括著名的詹姆斯·杜威·沃森和弗朗西斯·克里克，他们的团队发现了 DNA 的分子结构。当迈克尔·佩奇把他推荐给我的时候，马克斯已 80 多岁了。他患有冠心病、心绞痛，尽管他已届高龄，但头脑和年轻人一样敏锐。他需要做一个冠状动脉搭桥手术。迈克尔医生把冠状动脉造影记录放在我的桌子上，并特别叮嘱我要保护好他的大脑——这是剑桥大学最有价值的核心资产之一！

在给他治疗的过程中，我有责任呵护好他这颗价值连城的脑袋。为了减少脑部损害，加快手术速度，从最开始切开皮肤到最后缝合皮肤，我亲自完成了全部手术操作。在整个麻醉和体外循环过程中，我很小心地将他的血压维持在一个比较高的状态，这可以使他的大脑得到更多的血流灌注。我尽可能地缩短手术时间，体外循环时间仅用了 15 分钟。手术结束时，我觉得为了使他珍贵的大脑完好无损，我已尽了最大的努力。马克斯从手术室回到重症监护室两个小时后，紧急呼叫电话通知我立即到他床边去查看。我的心一沉，立即向重症监护室奔去，同时，脑海中不停闪现着各种可能发生的意外情况：是不是当他醒来时，他的大脑出现了一些可怕的问题……然而，当我到了监护室，却发现他的脑部没有问题。他的胸腔引流瓶里有大量的血，而且还在不停地往外流。手术后大出血！除了回到手术室第二次打开胸腔止血，没有别的办法。平时，手术室护士和麻醉师喜欢把紧急第二次开胸止血手术戏谑地称为"See you again"（您又来手术室了）。外科医生讨厌这个称呼，我们称其为"二进宫"，这对患者来说相当危险。重新打开他的胸膛后，用温水把积血冲洗干净，我很快找到了罪魁祸首：用来做搭桥手术的胸廓内动脉的一个小侧支正在飙血，就像一柱鲜艳的红色小喷泉。只花了几秒钟我就把它搞定了。马克斯的心脏和他的大脑完好无损地存活下来，手术后多年他都状态良好，又完成了很多出色的工作，直到他不幸死于其他原因。

我后面会提及麦克·克鲁斯基俱乐部，我这一代的心脏外科医生经常在那里交流我们工作中遇到的意外事故和突发灾难，这样我们就可以从彼此的错误中吸取教训。那一年，我在麦克·克鲁斯基俱乐部的演讲是我此生做过的最短的报告，只有三张幻灯片和一句话：

幻灯片 1：这是马克斯·费迪南德·佩鲁茨先生；

幻灯片 2：他因为发现血红蛋白的结构而获得了诺贝尔奖；

　　幻灯片 3:这是我给马克斯·费迪南德·佩鲁茨先生做完搭桥手术后,装满他自己血红蛋白的胸腔引流瓶。

　　一句话:感谢您的聆听!

第 12 章

麦克·克鲁斯基俱乐部

成立"年份"俱乐部在英国心胸外科界是几十年以来的传统了。实际情况是，一群专业主任医师聚在一起，邀请所有来自他们那个"年份"的主任医师加入俱乐部。"年份"指的是外科医生被聘任为主任医师职位的年份。几年之后，随着越来越多的外科医生加入，这个俱乐部的会员人数会慢慢增加，直到俱乐部达到一个足够大但还可以管理的规模时，它才会对新会员关闭，由下一代人建立一个新的俱乐部。

这些俱乐部大多每年举行一次会议。在过去，它们的会议经费通常由医疗器械制造商提供。这些年来，卫生监管部门越来越不支持这种赞助，因为他们担心医生接受了捐助，会更倾向使用赞助商的产品。因此，这些赞助活动受到越来越严格的管控，俱乐部活动经费已经捉襟见肘。如今，会议经费主要由俱乐部成员自己提供资金支持和支付。

我所属的俱乐部名称为"麦克·克鲁斯基"，以一家"丹·麦克·克鲁斯基"的牛排餐厅命名，这是一家位于得克萨斯州奥斯汀的小餐馆。25 年前，该俱乐部的创始人们正是在这里进行第一次会面，讨论成立这样一个俱乐部。当时这些英国人去美国参加外科会议，他们选择麦克·克鲁斯基餐厅的原因很简单，就是因为饿了，想吃点东西。据说，这是一家不起眼的小餐馆，很久以前就关门了，但是这个俱乐部一直存在至今。其他俱乐部则大多以更高档的餐饮场所命名。

每年一月中旬的周末,我们举办一次沙龙。轮流在俱乐部成员工作的城市举办。我们有一个科学日,在这一天我们会展示病例;也有一个社交日,以获得一点儿乐趣;偶尔也会有一些文化活动。麦克·克鲁斯基俱乐部沙龙与其他外科会议的本质区别在于会议上所介绍和讨论的内容。大多数外科专业会议都充满了科学研究报告, 或者外科医生以这样或那样的方式展示一系列很成功的复杂手术。换句话说,外科医生站在讲台上发表演讲时,总是透露着这样的潜台词:"看看我有多聪明。"

在麦克·克鲁斯基俱乐部沙龙,情况就不一样了。在会议上,这里要求成员只能陈述那些对他们有负面影响的手术病例:哪里出了问题,哪里犯了错误,以及那些出现糟糕结果的手术。这背后的初衷很积极:从别人的错误中吸取教训要比从自己的错误中吸取教训好得多, 分享这些负面病例将使该团体的成员注意到心脏手术的意外或未知的危险。讨论为了避开这些曾经困住其他成员的陷阱,还可以采取哪些有效的措施。会议会给本年度后果最严重的负面病例颁奖, 这个不幸的获奖者的名字会被刻在牌匾上,牌匾要被带回家保留一年,直到在来年的会议上把它交给下一个不走运的"获奖者"。

我很遗憾地说, 在跨越 1/4 世纪的麦克·克鲁斯基俱乐部沙龙中,我曾至少 3 次"赢得"这项令人尴尬的荣誉,因为我报道了一些灾难性的病例,其中一些将在这本书中被重述。在温布尔顿举办的上一次会议中,我请俱乐部的其他成员写下他们多年来给俱乐部带来的最惨痛的灾难手术病例报告。我向他们保证不透露姓名,当然,也不会透露患者的隐私,我想让他们用自己的语言讲述故事。其中两个人做出了回应 (我将称他们为"H"和"J"),用他们自己的语言写下了两个令人心酸的故事,这两个故事在沙龙第一次被讲述的情景我至今还记忆犹新。以下是他们的故事。

外科医生 H 的故事

新生婴儿心脏里有一个明确的"洞",或者至少通过心脏超声、听诊等线索明确"心脏里有一个洞"。把他们转到心脏外科做手术的往往不是小儿呼吸科医生,而是心内科医生。

做儿童心脏手术时压力很大。因为先天性心脏病并不常见,而且各种各样的缺陷千奇百怪。作为一名心脏外科医生,通常情况下,一年中你只能有很少的几次机会做儿童心脏手术。所以,当你遇到儿童心脏手术病例时,你的治疗过程不会是轻松愉快的。也许手术前好几天你都夜不能寐地思考手术步骤,这是常事儿。

这是一例室间隔缺损(VSD,简称"室缺"):心脏两个泵腔(左心室和右心室)之间有一个洞。室缺是最常见的需要进行开放手术的先天性心脏缺陷,所以做这种手术相对比较轻松,因为它有标准的流程。修补室缺需要一个补片。尽管婴儿的心脏只有一颗李子大小,但是我们可以戴着手术放大镜完成缺损的修补。

室缺的生理学原理非常有趣。婴儿出生时,肺仍然相当僵硬,对血流有很强的阻力。事实上,当婴儿在子宫里的时候,几乎没有任何血液流经肺部。因此,当婴儿刚出生时,让血液流过肺部(肺循环)所需的压力就很高,这与心脏另一侧(将血液泵入全身)的(体循环)压力相同。所以,即使在左心室和右心室之间有一个洞,也不会有太多的血液流经这个洞,因为两侧压力是相等的。在婴儿出生后最初的2~3个月里,肺部慢慢自然放松,肺循环的血压降至体循环血压的1/5左右。根据流体力学原理,血液更容易流向压力更低的部位,因此,越来越多的血液就会通过这个原本不应该存在的小洞流向肺部,最终导致肺循环里的血流量过大,产生肺动脉高压。因此,通常在婴儿3个月大的时候就需要进行室缺修补手术。

这个患有室缺的小家伙与众不同。他一出生就呼吸困难,得依靠呼吸机呼吸,他的肺有问题——而且是大问题。重症监护医生无法让他脱离呼吸机。因此,小儿呼吸科医生恳求我把那个室缺修补起来。我向他们解释了生理学原理:虽然他有室缺,但是室缺不是导致他呼吸困难的原因。他们争辩说，这个孩子的肺也有大问题，如果室缺修补好了，他们就可以集中精力去处理肺部问题。我很同情这个孩子。

我约见了婴儿的父母，并解释了病情。我告诉他们，关闭室缺的手术风险并不大。手术可能不会使情况变得更好，因为肺是主要问题所在，但手术会解决室缺的问题，这样我们的小儿呼吸科医生就可以集中精力解决肺的问题。

婴儿的手术排在当天第二台，大约需要4个小时。我告诉妻子我肯定会回家吃晚饭，告诉孩子们睡觉前我会回到家。

当心脏外科医生打开胸腔（劈开胸骨）暴露心脏时，撕破一侧胸膜（像食品保鲜膜一样包裹着肺的一层软组织薄膜）是很常见的，因为两侧胸膜在胸腔中线处重叠。这没什么大不了的。本例手术劈开胸骨时，左侧胸膜被撕破了，左肺立即从胸部膨出来（这很不寻常）。我没当回事，继续手术。我给婴儿建立好体外循环，将他和心肺机连接起来。接着，我阻断了主动脉的供血，使心脏停止了跳动，打开右心房（肺循环的储血腔室），这样就可以通过三尖瓣（右心房和右心室之间的阀门）看到室缺。我用一个补片把室间隔缺损修补好，把右心房的切口重新缝合起来。麻醉师连接着呼吸机，一切就像平常操作的那样。

　　但是不妙的是，这时婴儿的左肺看上去在过度膨胀，不能还纳到胸腔里去。我们试着逐渐降低体外循环机的流量，让婴儿自体的心脏负责起循环的任务。过度膨胀的肺部压力使心脏变得很胀，心腔内压力很大，无法充盈血液，这很不正常。

　　我们重新恢复体外循环机的辅助，让自体心脏和肺休息。经过一段时间的体外循环支持，我们再次降低体外循环机的流量，同样的问题又出现了。我们等待着，观察着。我们给心脏内科医生打了电话咨询，我们绞尽脑汁。我们又尝试了一遍，此时已是傍晚时分，最后我们不得不承认失败。孩子活不下来的。我们停止了体外循环辅助，麻醉师关闭了呼吸机——肺部放松了。我让助手关闭胸部切口，我去和婴儿的父母沟通，他们还在病房焦急地等待消息。

　　护士长陪我到护士办公室和婴儿的家人见面。他们预料到了坏消息，因为我过了这么久才从手术室出来。我告诉他们：孩子已经死了——这是主刀医生最难做的也是必须做的事情。他们很沮丧，但并不惊讶。他们哭了，然后一言不发。我起身离开，准备回到手术室和其他同事一起完成后续的工作，并书写手术记录。

当我沿着走廊走向手术室的时候，手术室的一个护士正朝我跑来。

"你告诉他们了吗？"她问。

"是的。"

"但是，心脏又开始跳动了！你赶紧过来看看！"

我的助手在关胸的过程中，为了减小胸腔的压力，把另一侧胸膜腔也打开了。此时，心脏又开始跳动了！看到了希望，麻醉师重新给患者连接上了呼吸机。虽然两侧肺脏都从胸腔里膨出来，但是心脏在跳动，血压也很好。我们继续观察，估计好景不长。但是，出乎意料，婴儿的循环看上去相当稳定。因为肺脏的膨出，我们无法关闭胸部切口，最后，我们采用了延迟关胸的方法：用无菌贴膜覆盖了凸出的肺和胸部切口，将婴儿送到了重症监护室。

然后我不得不再去和孩子父母沟通。我能说什么呢？我怎么跟他们解释？我记不得当时我说了些什么。我无法想象，当我告诉他们我们的判断出现了差错，他们的孩子没有死时他们的感受。但结果是：他们惊讶、高兴、震惊，并感谢我！

我得到了一个重要的教训：虽然沟通非常重要，但选对时机沟通才更为重要。

（来自外科医生 H 的自述）

听着这位同行讲述这个悲惨的故事，我立刻想起了当我是一名实习医生(医疗部门中资历最浅的医生)的时候，遭遇的一个类似的事件，不同的是，我的患者是一位老年人。

我在周末值班，负责多个病房的工作，当我被电话呼叫去老年病房查看布朗先生时，打电话给我的护士解释说，抢救小组经过评估后，认为他很快就会死，没有任何出现奇迹的可能。她打这个电话的唯一原因是，只有医生开了死亡证明，护士才可以联系停尸房。

我踱着方步朝布朗先生的病房走去，径直走到一张拉着围帘的床边。布朗先生看上去是一个 80 多岁的老人，他一动不动地坐在床边一张标准的 NHS 扶手椅中。我确定我能摸到他颈部大动脉微弱的搏动，这意味着他的心脏可能还在跳动，然后我注意到，尽管如此，他已经停止了呼吸。我立即移动他的下巴，打开他的气道，他立即深呼吸，并睁开了眼睛。他肯定还没死。我把他移回病床，拉开窗帘，准备去告诉主管护士这个好消息。她一边从护士办公室走出来一边说："谢谢你！但是我已经将死讯通知了他的家人。他们平静地接受了这个消息——而且这也是他们预料之中的。"

苍天呀！大地呀！

我们得马上做点儿什么。在最初的恐慌之后，我们打电话给他的家人，电话里我们说着谎话，夸张地秀起了在电影里学到的演技，告诉家属我们正在对他进行心肺复苏，我们过一会儿会再打电话告诉他们结果。几分钟后，我们再次打电话过去，向他们报喜："复苏"成功了！我也不太确定当听到这个消息的时候，他的家人是如释重负还是心烦意乱。现在的制度有所变化，"不再继续复苏"的医嘱必须在与患者和家属充分讨论之后才可以下达。我们都遵循着一种坦诚的原则，对我们的患者完全诚实，即使真相让人受伤。我们不可能像多年前那样侥幸逃脱。

外科医生 J 的故事

"照顾我的弗兰克"

对一次失去的机会的个人反思。

犯错者为人,谅错者为神。

——亚历山大·波普

英国诗人

每个外科医生心中都有一个小小的墓地,一个痛苦和遗憾的墓地,他不时地去祈祷,在那里寻找自己某些失败的原因。

——雷内·勒里什

法国外科医生

如果你能将胜利和灾难同等看待……

——鲁德亚德·吉卜林

这些名言对许多有经验的外科医生来说耳熟能详，它们可以体现手术失败给医生带来的相关精神痛苦。

成功的手术意味着病例选择合适(术前)、手术技术出色(术中)和术后康复顺利(术后)——但这也和医疗资源相关。弗兰克是一位 67 岁的男性患者,病情严重,他本该接受一个相对低风险的心脏手术,并能取得很好的预后。但是他的胸痛和眩晕持续了 12 个月后，才在一家社区医院看过心脏内科专家。心脏内科专家诊断他为主动脉瓣狭窄,并将他转诊到我们医院，因为我们医院可以提供标准的心脏手术和心脏移植。所有的检查证实了患者患有瓣膜狭窄，并合并冠心病，他的一根冠状动脉严重狭窄，这需要同时进行手术。

当我在诊室看到弗兰克的时候，他的情况已经很糟了，呼吸困难，脚踝肿胀，不能平卧，夜不能寐，这是心脏开始衰竭和肺水肿的征象，情况已经非常紧急，极有可能发生猝死。因此，我写下医嘱：他应该在4周内入院并接受心脏手术。

手术列入了计划，但在最后一刻却不得不推迟，因为有个更紧急的患者从另一家医院转诊到我们医院。我们把他的手术安排在最近的下一个手术档期——11天后，与另一位急诊患者同一天进行手术。

在这个手术档期的前一天晚上，我们做了一台心脏移植手术。心脏移植手术和常规手术不同，一旦找到一个可以用的供体心脏，应急流程马上就会触发。所以，这种手术经常在深夜或在接到通知后很短的时间内进行。这种情况带来的后果是工作人员彻夜不眠，这会影响第二天医院的可用工作人员。我们没有足够的工作人员在第二天来完成这两台手术，因此，这两台手术都只能取消。负责等待名单的护士告诉了弗兰克这个坏消息，通知他收拾行李，回家等下一个手术档期。

弗兰克显然非常沮丧,他穿好衣服,在病房的休息室里等着他的家人来带他回家。就在他的家人到达病房的时候,他的心脏突然停止了跳动。由于他主动脉瓣严重狭窄,心脏正在衰竭的边缘。所以,可想而知,我们没能把他从这次心脏停搏中救过来。他明明可以被治愈的,但是却因为没有得到及时救治而去世了。

NHS(英国国家医疗服务体系)提供的医疗服务严重滞后。弗兰克的家庭医生把他送到当地医院,让他最终能去心脏病诊所看心脏科医生,整整花费了6个星期。进行各项检查又花了两个星期:超声心动图检查瓣膜,血管造影检查冠状动脉。从出示检查结果确定手术到心外科医生收到转诊信又历时5个星期。然后又排队等了4个星期,他才最终能来到外科诊所看病。等我们收到那封信,在一周内的门诊上约见了他,并将他的手术安排在两周内,然后发生了两次"手术因故取消"。尽管如此,在他被送往医院和第一个确定下来的手术日期之间已经过去了5个月。这是一个太长的延迟,患者的生命在决定生存还是死亡的手术刀前风雨飘摇。

后来得知,弗兰克在5年多的时间里,曾毫无保留地与一群医学生分享了他的心脏杂音,这些医学生告诉他需要尽快就医。但是在后来额外发现的冠心病方面,医患沟通存在延误,患者的家人反复来电,可通常收到的要么是电话的自动留言,要么是不耐烦的回复。

严重主动脉瓣狭窄遵循一个可预测的进行性加重的过程,手术干预是治疗的唯一方法。毫无疑问,由于这些致命性的延误,最终导致了发生在这个患者及其家人身上的灾难性后果。

如今,复杂外科手术的治疗在流程方面更为烦琐,与我刚成为主任医师时相比有更多的"脱节",以前只有我和助理两个环节。当然,时代已经发生了如此大的变化:问责制,患者的合并疾病更复杂,最重要的是,患者的需求在不断增长,可是与之对应的医疗资源却没有增加。

作为这位患者的主治医生,我是不是应该更加努力呢?每个在医疗机构工作的人都知道,手术室空间有限,因此存在太多的利益之争。当我们做心脏移植时,当我们为了完成一台心脏手术时,都可能要和手术室工作人员、外科同事、麻醉师及重症医学科的同事进行没完没了的斗争。这些困难,令我们举步维艰,就像在泥泞的沼泽中跋涉。也许是我不够努力,但为此付出代价的是患者。

他妻子的话我永远不会忘记:"没有人在照顾我的弗兰克。"

(来自外科医生 J 的自述)

1992 年，当我刚开始做心脏外科主任医师时，我对我的等待手术患者名单的增长速度感到担忧，在工作年限相对较短的情况下，我的一些患者已经不得不等待一年多才能得到手术机会。每时每刻，这些患者都可能会死于心脏病，而这本是手术可以改变的。不仅是我的患者，死亡也同样发生在几乎所有其他同事的等待手术患者名单上。这一切都说明了一个显而易见的问题：等待心脏手术是危险的。这一点儿都不令人惊讶，我们的许多手术至少在一定程度上是为了延长患者的寿命，因此有理由相信不及时做手术会使患者的生命处于危险之中。

我决定研究等待冠状动脉搭桥患者的风险。我调取、整理、分析了我们医院候诊办公室的所有数据。研究结果发表在 1996 年的《柳叶刀》杂志上。结果令人震惊：冠状动脉搭桥等待名单上的患者在等待手术过程中的死亡率是 1.65%，与搭桥手术的死亡率大致相同。这意味着我们所说的手术风险其实是被低估的，患者只是被列在等待手术患者名单上而不是尽快得到手术机会，死亡率已经等于接受手术的风险，而这仅仅是在等待手术期间！更糟糕的是，并不是所有的患者都能等一整年。我计算了一下，如果 100 位患者都等一整年，多达 6 位患者可能会在等待时死亡。我还想强调的是，有些等待手术的患者虽然没有死亡但是也遭遇了不幸。每当一位在等待名单上的患者死亡，就会有 3 位（在等待名单上的）

患者在等待过程中心脏病发作，或者病情不稳定，被紧急收入医院，需要做急诊搭桥。众所周知，急诊搭桥手术风险更大，这意味着就算他们能通过急诊手术幸运地活下来，手术的远期效果也并不理想。

为什么我们要有等待手术的患者名单呢？为什么我们不在做出了正确决定之后，立即就在适合患者的时间为他（或她）做手术呢？答案很简单：医疗资源不足。我们根本没有足够的病房床位、重症监护床位、手术室、护士或外科医生来满足需求。这就导致了患者必须等待才会得到手术机会。上面关于弗兰克的故事清楚地表明，不仅仅是外科手术存在延误问题，在 NHS 中，这种延误无处不在。从见到家庭医生到说服家庭医生把你转诊给专科医生，再到见到专科医生，预约必要的检查，再到进行检查，再到转诊征求外科医生的意见，最后到在诊所见到外科医生，每一步都会有延误。

我们需要的是足够的资金来满足新世纪的卫生服务体系，这意味着至少占到国内生产总值的 10%~12%，即在目前 NHS 资金水平基础上再增加约 50% 的资金。这是我们需要的。但我们得到的是什么？每一位新任卫生部长都在重复自上而下的服务重组，并不断要求更高的"效率"。

当我第一次调查等待手术时间过长对患者的影响时，我想知道如果

医院没有及时提供治疗,患者或他们的亲人是否会开始起诉医院。毕竟,
对于一个医疗诉讼律师来说,要证明延误是导致不良结果的直接原因并
不困难。然而,这根本没有发生。也许这是因为英国民众是一个坚忍的群
体,总的来说,他们明白卫生体系还有许多其他患者需要照顾,比自己的
情况更严重,无论自己的健康状况有多么糟糕。也许有些人有过起诉医院
的念头,然而想到医院在努力治疗他们,使他们变得更好,就立即打消了
这个念头。也许他们压根儿就没有想过这个问题。不管怎样,我从来没有
收到过一位患者的投诉,更不用说因为等待时间太久遭遇不幸而提出的
法律诉讼。我们的失败往往会被患者和他们的家人以非凡的平静和优雅
所接受,就像弗兰克的妻子一样。

　　但这种情况似乎即将改变。我有一个小型的法医咨询公司,可以就心
脏手术患者的管理中是否存在疏忽给出专家咨询意见。这项工作除了给
我带来一些额外收入,也会帮我提高洞察力,去思考在我的专业领域中
哪里会出问题。而且,就像我们在麦克·克鲁斯基俱乐部沙龙报告“灾难病
例”一样,它为我提供了一个宝贵的机会,从别人犯的错误中吸取教训。仅
在过去几个月中,我就接手了 3 起患者在接受心脏手术前死亡的案件咨
询,而索赔人在所有案件中均指控这些死亡是由疏忽和不适当的延误造
成的。当然,我不知道这些案件是否真的会到达法庭,如果是的话,诉讼能

否成功也不得而知。但毫无疑问,潮流正在转向,患者不再愿意忍受没完没了的治疗延误,如果采取法律行动能让政府官员们为 NHS 提供足够的资金,那何乐而不为呢?

第 13 章

"是您来主刀吗?"

　　心脏手术能否顺利成功，可不仅仅局限于医生在手术室与重症监护室做的事情。在择期手术的过程中，首先，心内科医生将患者转诊到心脏外科，然后外科医生在门诊和患者见面，确定采用手术治疗是最好的治疗方法，并且患者真的愿意接受手术，这些步骤与条件缺一不可。

　　如果患者愿意接受手术，下一步便是向患者讲解手术的益处和风险。手术益处的讲解比较容易：缓解心绞痛，缓解呼吸困难，防止未来心脏病发作和早期死亡等。而对风险的解释和告知则比较困难，需要多方面考量。大多数心脏外科医生使用 EuroSCORE 来预测死亡风险，这是一个快速的在线计算工具，在输入关于患者的一般情况、心脏功能和存在疾病，以及手术方案等一系列数据后，软件会立即生成一个死亡风险百分比。如果你对自己的心脏手术风险感到好奇，可以在 www.euroscore.org 上免费查询。虽然外科医生通常用 EuroSCORE 计算手术风险，但有些更聪明的心脏外科医生会根据自己近年来的表现，对数据进行调整，给出个人的风险概率。手术风险中很重要的一项是脑卒中，风险发生率的高低极大地影响了患者是否同意接受手术。此外，还涉及外科手术其他常见的风险，如出血、感染等。最后，我们要将某个手术有可能发生的特定风险也告知患者。除此之外，我也不知道还有什么是必须要开诚布公跟患者说的了。当然我们的告知也可以包括一些几乎不可能发生的风险，比如，在医院停车场发生车祸,从医院的窗户坠落,甚至是外科医生不小心引起火灾。但我认为,如果这么做就不会有患者敢做手术了。总的来说,心脏外科医生对他们的患者非常坦诚,像我,在描述风险时就毫不避讳。我在向患者阐明死亡和脑卒中这种严重的问题时言语绝不委婉,直接向患者说:你要知道,这个手术可能会导致你直接死亡,你会有 1% 的可能以死亡或身体严重损伤的状态离开医院。当然,许多患者不做手术的风险更大,我也会如实告诉患者这一点。

在每次谈话结束之前,我通常会问患者和家属是否还存有疑问。最常见的问题之一是"我需要等多久才能做手术",这在目前国家医疗服务体系(NHS)如一团乱麻的状况下,是个特别难以回答的问题。正如我在前一章中所说,在 20 世纪 90 年代初的糟糕时期,等待时间超过一年是常有的事,而等待造成的死亡率是相当高的。之后,布莱尔–布朗政府接管了 NHS,这是 NHS 历史上第一次获得相对充裕的资金支持。全国各地的等候名单和等候时间都在减少,在一些地方或者某些专科医院,甚至不用等就能立即接受治疗。但现在,随着所有公共服务费用的缩减,过去的糟糕日子又回来了。如今我的一些患者又不得不等待一年,他们又一次遭受长时间等待的折磨。我现在无法以任何令人满意的方式回答患者对手术等待时间提出的疑问,只能隐晦地回避:"我们的目标是在大约 3 个月内安排手术,但老实说,能否做到这一点我无法保证。"

　　第二个最常见的问题是"医生,是您来主刀吗?"这同样是一个难以回答的问题。实际情况是,外科主任医师几乎从不会从头到尾参与手术。在大多数心脏手术中,开胸、建立体外循环、手术结束时的关胸都是由经验丰富的培训医生完成的,这些操作他们已经做了上百次,完全有能力独立完成。外科主任医师通常只在手术的关键环节时出现在手术台上,譬如那些需要给心脏缝缝补补的重要步骤。他们既可以作为主刀进行手术,也可以作为这些培训医生的督导和助手来指导他们手术。在临床实践中,大约有一半以我的名义进行的手术实际上是由一位培训医生在我的帮助和监督下完成的。是不是我主刀重要吗?

　　其实,这真的不那么重要。老观念认为,一位有天赋、有技巧的外科医生有能力做到其他人做不到的事,手术的成功都是他一个人的功劳,但这是不对的。首先,心脏手术从来就不是某一个人可以独立完成的工作。在标准的冠状动脉搭桥手术中,手术室的全部工作需要由一个大约 10 人组成的团队来完成:一名麻醉主任医师和一名接受培训的麻醉医生进行麻醉,为患者插入气管导管,连接好监护导线,并且负责手术中患者生命体征的监护和给药;通常还有一位麻醉护士协助他们的工作;心肺机则由两位体外循环灌注师负责管理其正常运行。

在患者的下肢,需要外科助理①从腿上取一段静脉作为冠状动脉搭桥的桥血管。外科助理没有常规的医师资格,他们来自医疗保健行业的各个部门,在取血管这一外科技能方面受到过专项培训。在我还是个小医生的时候,在患者腿上取血管的工作总是分给我这样的初级外科医生,那时手上的活儿还很糙,把血管搞坏是常事儿。如今,这项工作已经交由具备足够经验和技能的外科助理进行,这项工作他们每人都做过成百上千次。如果初级外科实习生需要获得这方面的经验,也由外科助理手把手带他们培训。

胸部操作,通常由一名外科主任医师和一名受过高级培训的专科住院医生来完成,他们负责心脏上需要做的那些活儿。在冠状动脉搭桥手术中,专科住院医生在开始专业培训后的一两年内,将学习并最终能够独立完成打开胸腔、取下乳内动脉和建立体外循环等操作。不管专科住院医生技术有多么熟练,也不管他有多么自信,他都要牢记一件事:他们必须掌握的第一个"手术器械"是——电话,如果在外科主任医师不在手术室的情况下发现或发生任何意外情况,必须立即给外科主任医师打电话寻求

---

①外科助理:Surgical Care Practitioner(SCP),类似于美国的 Physician's Assistant,国内没有对应的职务,外科助理有医学背景,可以在医生监督下做手术,但是没有受过系统的医疗培训。

帮助,主任医师通常会在一两分钟内赶到手术间。

当准备工作完成后,便开始进入手术的细节部分,专科住院医生在手术中能接触多少譬如组织分离或者血管缝合这样的精细操作取决于3个因素:他的能力水平、主任医师愿不愿意多教他点儿技术、冠状动脉病变严重程度带来的技术难度。在我做的几乎所有的心脏搭桥手术中,专科住院医生基本都可以在手术中动手做一定量的血管分离和缝合工作,如果条件允许,甚至可能完成大部分的技术性操作。只有一件事我从未托付给专科住院医生去做决定:血管桥搭建的位置选择、血管选择和方式选择。这方面,我倾向于全权掌控。除非我觉得某个培训医生不仅仅是动手能力达到我的标准甚至比我强,更重要的是决策能力和我一样好,这才能使我放心地让他单飞。经历过这些,他们也就做好了成为一名外科主任医师的准备,可以积极寻求这样的职位,以便顺利地开始他们的职业生涯。在他们晋升为主任医师之前,他们可能已经积累了很多精细操作的经验,并且能很漂亮地独立完成手术了,所以从名义上来说我是主刀医生,但实际上是借用他们的手来协助完成手术的。

我们必须尽量让专科住院医生通过实际操作去锻炼。如果不积极地培养下一代,这个专业就会消失。再自私一点儿说,不培养下一代的话,当我需要做心脏搭桥时,谁来为我做手术?当然,对初级外科医生的培训不能影响患者的治疗。为此，我们收集了所有在专科住院医生作为主要术者、外科主任医师在旁辅助的手术模式下进行的心脏搭桥手术病例,并与外科主任医师作为主刀的心脏搭桥手术进行对比,在这个有 2700 多位患者参与的大型研究中，我们发现这两种手术模式在要达到的各项终极结果上没有任何差异。因此,我们在皇家帕普沃思医院应用的手术模式是有效且安全的。

所以,当患者问我:是您来主刀吗?

我的回答一般是:我和我的团队会共同完成你的手术。手术是需要很多人相互协作的,但我向你保证,我在手术团队之中,并且我会一直在你身边。

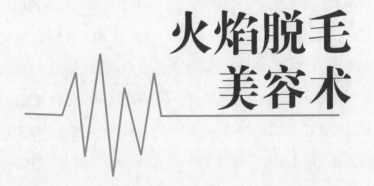

第 14 章

火焰脱毛
美容术

人生中，变老几乎没什么好处，外科医生的手术生涯也是如此。随着年纪的增长，逐渐出现颈肩腰背痛，眼神也不像年轻时那么好使，数小时的手术台站立过程变得越来越难以坚持。如果几十年的历练能带来一个好处，那就是有机会变成一名越来越"资深"的外科医生，从而能比较自由地安排自己的工作时间，过上相对正常一点儿的生活。这种正常生活的重要组成部分之一就是在周末至少有一些休息时间。但要想做到这一点，必须尽可能减少临床并发症的发生，否则这些问题会将你从休息中拉回到医院甚至手术室中。这些年来，我逐渐做到了"尽早"完成一周的工作，即增加星期一和星期二的手术工作量，这样的话，大多数心脏手术不可避免的并发症会在一周内较早的时间点发生，能让我在周末之前将其处理好。

尽管如此，我所有的外科同事都尽量保证在每个工作日，甚至在周末都能利用上所有可用的手术室空间。这在一定程度上是为了给我们的患者提供及时的治疗，减少他们在等候名单上排队的时间，同时也是为了通过不让手术室闲置来最大限度地提高我们的工作效率。这就意味着，当我们中的一些人休假时，其他人往往会尽可能地接管手术空当。我个人非常愿意接管星期三早上的空当，星期四的也可以，但如果星期五要做手术的话，我的热情就减弱了。这纯粹是出于私人的原因，因为星期五的手术更有可能影响我本应平静的周末。

　　有一次,负责手术患者预约的工作人员打电话给我,说想让我在下星期五下午安排一台手术,我没有一点儿兴趣。这位工作人员解释说,她已经询问了除我之外的其他主任医师,但因各种各样的原因,没人愿意补这个特定的空当。这些推辞的理由肯定与星期五这一手术时间有关。我讨厌星期五下午做手术,但我更讨厌让手术室没活儿可干。虽然那天晚上我已经安排好和我的另一半儿弗兰出去吃饭了,但我还是不情愿地同意了安排手术,让她从我的候诊名单上找出一个在两三个小时内能完成的,简单并且风险低的择期手术。她随即找了一名除了需要换主动脉瓣外,其他状况良好的年轻人。我欣然同意了。

　　不幸的是,预约处遗漏了一项相当重要的细节:没有通知患者本人。当星期五早上 8 点这个患者没有如期出现在医院时,病房打电话联系他,这时我们才发现,他根本不知道我们安排他来做手术。他这个周末已经有了其他计划,这些计划看起来与我们的心脏手术相冲突。那天下午他婉言谢绝了我们的手术安排。预约处在星期五早上又打电话给我解释这次乌龙。我的第一反应是,我已经尽了最大的努力"填补空缺",也许我们可以让皇家帕普沃思医院的手术室闲置一次。但预约处同时告诉我,医院内还有几位患者在等待急诊手术,而且在最近的手术时间表中没有档期给他们,如果我当天可以为他们中的一位进行手术,那就帮了大忙了。

"好吧，"我回答，"但得挑最简单的一例。"

一小时后她又打电话来了。"确实有一个最简单的病例，但他的病情不是最紧急的。最紧急的病例是一名因心肌梗死入院的 80 岁男性患者，严重的冠心病导致他的心脏十分虚弱，更糟的是，他即使卧床不起仍然频繁发生严重的心绞痛，这意味着他随时会再发生心肌梗死。要不，麻烦您先去看看他合适不合适今天手术？"

不去看他一下有些过意不去。虽然没什么热情，但是良知还是驱使我去看了那位患者。如前所述，他最近发生心肌梗死，血管造影显示，他患有严重冠心病，冠状动脉堵塞的位置很危险，他的冠状动脉需要搭 5 根血管桥。如不尽快解决，也许很难挺过这个周末。他是一位非常好的人，爱着他的家人们围绕在床边，在那里陪伴他、支持他。我知道这些因素不应该影响临床决策，但我决定为他改变计划。我同意星期五下午为他手术。我通知我下属的专科住院医生，她不能主刀这台手术，因为患者病情严重，年龄过大，而且对于培训医生来说，这颗心脏需要搭桥的数量过多。当然我没跟她说不让她做这个手术对我个人来说也有些好处——我可以尽快干完活儿去赴我的晚宴。

因为手术通知单在最后一分钟才做出更改，所以手术室接患者出现一些拖延很正常。患者终于被带到麻醉间，由一位麻醉主任医师使其入睡。与以往不同，我在患者被推入手术室之前就做好了洗手消毒工作，并且从第一分钟开始就在手术现场。通常，我会让下级医生打开胸腔并建立好体外循环，而我只会在这些环节完成后慢步踱进手术室，然后开始手术的关键部分，而这一次我得赶时间。我用手术刀切开皮肤，电刀切开皮下组织，暴露胸骨。然后我用电锯锯开胸骨，打开胸腔。使用拉钩拉起胸骨左半部分，露出位于胸壁内表面的乳内动脉。使用镊子和电刀把这条动脉从胸壁上游离下来，准备将其连接到冠状动脉的左前降支，这是最重要的搭桥靶点。

左乳内动脉是一条神奇的血管，从锁骨后的锁骨下动脉发出，进入胸腔并沿着胸骨左边缘绕至心脏前面，一直延伸至胸腹之间的横膈膜，在那里它分散形成细小且有点不显眼的分支。1964 年，一位富有开拓精神和远见的俄罗斯心脏外科医生科尔索夫首次将其用作搭桥手术，使这条血管为位于心脏表面的最重要的左前降支动脉提供血液供应。在被西方外科医生忽视多年之后，乳内动脉终于获得了它在冠状动脉搭桥领域应有的地位：因为具备合适的解剖位置，它成为左前降支冠状动脉搭桥的最佳桥血管。

每当我们做心脏搭桥时,如果左前降支需要血管桥,我们几乎就会选择左乳内动脉,原因如下:

• 位置接近。从胸壁上被分离下来后,它可以轻而易举地连接到左前降支的任意部位。

• 这一血管似乎是人体多余出来的血管。在我们将左乳内动脉从胸壁分离下来之后不会发生大的问题,患者不会出现不适,胸壁也没有异常。

• 在大多数人身上,它的管径和左前降支差不多,所以很容易把两者缝合在一起,而且可以提供不错的血供。有些患者左乳内动脉管腔比左前降支血管细,但是,术后一周内它就会自然扩张,变得和左前降支一样粗。

• 左乳内动脉似乎有神奇的预防动脉粥样硬化的功能。血管壁硬化是动脉中胆固醇堆积所造成的。不管患者年龄多大、其他部位的动脉粥样硬化斑块有多严重,左乳内动脉几乎都不发生动脉粥样硬化。我遇到过很多严重动脉粥样硬化的患者,几乎所有的大动脉、头颈部动脉都受到影响,腹部和腿部的动脉也都受累,但左乳内动脉仍是正常的。基于这些特点,该血管是冠状动脉搭桥的首选桥血管。

• 最后,将左乳内动脉作为血管桥时,与之连接的左前降支动脉也可神奇地被保护,只要保证手术质量,这条血管桥能为患者服务一生。事实上,我们可以百分之百确定,当患者死亡时这条血管仍然通畅。

当你读完以上全部内容时，你会发现左乳内动脉简直就是作为左前降支动脉的拯救者而存在的，因为它太合适了。也许这条血管就是这样存在于胸腔中，以便于我们这些外科医生做冠状动脉搭桥术时使用。（别担心，你可以争辩说解决冠状动脉粥样硬化问题更简单、更聪明的设计应该是让人从一开始就不得动脉粥样硬化这个病。当然，你是对的。）

其余的血管桥选择用腿部的大隐静脉，这也是一个不错的选择，但长期效果仍不如乳内动脉。在我游离乳内动脉的同时，我们组里的外科助理埃萨克从患者腿上取下大隐静脉。乳内动脉游离完毕后我打开心包探查心脏。心脏外被些许鲜黄色的脂肪覆盖，跳动有些迟缓不顺畅，毕竟已经是一颗 80 岁的心脏了。

我放置好主动脉和右心房的管道，并连接入心肺机，这时我问埃萨克，患者腿上的静脉是否符合使用要求，得到肯定回答后，我提高音量说道："体外循环开始！"

灌注师启动了心肺机。血液从右心房流出进入机器，经过机器氧合后又回到主动脉。麻醉师关闭了患者的呼吸机。我又快速查看了一遍患者的心脏，并确定了冠状动脉网络中 5 个要搭血管桥的位置，然后阻断主动脉，将心脏从全身循环系统中独立出来。使用保护性低温高浓度钾溶液来冷却心脏,并且使心脏在没有血液供应的情况下保持静止。我使用大隐静脉的一部分,用一根非常细的聚丙烯缝合线将它连接至冠状动脉上,完成第一个冠状动脉桥,之后我将静脉连接上高浓度钾溶液管路并灌注溶液,以测试吻合的静脉是否血流良好,吻合口有没有出血。然后将余下备用的大隐静脉修剪至合适长度,进行第二根血管桥的连接,然后是第三根和第四根。完成后,现在病变的 4 条冠状动脉有了 4 个静脉的末端与其连接,但静脉的另一端还需要连接到主动脉上。

然后,我把乳内动脉末端连接于左前降支上。手术中需要从循环中阻断心脏的部分已经结束,所以我松开了主动脉钳。血液顺着乳内动脉流入患者的冠状动脉,冲走了高浓度钾溶液,心脏慢慢地恢复了跳动。

现在要做的就是把 4 条静脉连接到主动脉上, 这样就可以完成搭桥手术了。为此,我们将主动脉的侧壁进行部分阻断,这样可以在不妨碍主动脉供血的情况下进行血管缝合。待这一步骤完成,这 4 个静脉桥就可以工作了。整个手术在心脏上操作的部分花了 78 分钟,手术很顺利。麻醉师重新启动呼吸机,然后我示意灌注师关闭心肺机,心脏顺利地接管了泵血的工作。只需要再稍微调整一下,放置好引流管和控制心跳节律的起搏导线就可以关胸了。我选择及时地给患者做了一次可能挽救生命的手术,这让我觉得心安。更让我高兴的是,这次手术完成得很快,这样我就可以继续我的晚餐计划了。

生活太美好了。

而正当我准备关胸时,胸腔内突然涌出很多鲜血。仔细查看后发现出血部位在一条静脉桥与主动脉缝合的连接处。"肯定是我把那一块儿缝坏了",我想,马上要来缝线进行修补。我刚将那里缝好,旁边的第二个缝合处又开始出血,而且比第一个更严重。我停下了手上的动作。我不记得缝合位置有什么钙化呀,那为什么 4 个缝合口会有两处出血?当我正忙着思考这个问题时,第三个和第四个也开始出血了。糟糕,4 个缝合口都开始喷血,俨然成了一场"血雨"。随后我恍然大悟,赶紧让麻醉师用食管超声检查患者的主动脉,结果证实了我最不想看到的一件事:发生了急性主动脉夹层。这真是一个令人心碎的时刻!

否认,愤怒,妥协,抑郁,接受。

如今我们只有一条路能走:重新接入心肺机,置换升主动脉,而且还要重新连接那 4 条连接在病变主动脉上的冠脉桥。不幸的是,因为升主动脉的病变,心肺机已经不能再与主动脉连接,所以我们必须找到另一条动脉(还必须尽快找到,因为出血持续且迅速,即使我的助手尽全力压迫,出血也很难控制)。在如此令人感到绝望的时候,从股动脉插管是体外循环入路的最好选择。我从覆盖在右腹股沟的手术单上剪了个适当大小的洞,并让人递来消毒液消毒皮肤。我将消毒液浇上去后,用手术刀切开腹股沟处皮肤,并使用电刀给小血管止血。突然,患者的腹股沟处起火了!

接踵而至的是全场的恐慌,火焰闪着橙青色的光,几秒钟内就点燃了手术单,这时我才意识到我都干了些什么。我给患者消毒腹股沟用的是浓度 70% 的酒精,而不是那种不影响电刀工作的无酒精消毒液!但我却蠢到忘了核对,电刀工作发出的电火花引燃了酒精!又因为患者的胸腔内还在大出血,我太着急了,以致酒精还未挥发掉就开启了电刀。在我们用手边儿可以接触到的手术巾、纱布和其他敷料将火灭掉之前,火焰都快烧到无影灯那么高了。

火被扑灭了,我继续进行手术。找到股动脉,连接好体外循环管道,使患者重新回到体外循环支持中。再次阻断已经破裂的主动脉,给予更多的高浓度钾溶液来阻止心脏跳动后,我切断了升主动脉。使用手术黏合剂和毡片重建了主动脉根部,然后用一支涤纶人造血管替换了升主动脉被切除的部分。最后,将 4 个静脉桥与人造血管吻合。

最初的手术在心肺机上进行了 78 分钟,心脏循环仅被阻断了 45 分钟。而修复主动脉夹层用了 200 分钟,心脏又被阻断了整整 80 分钟——
这可怜的老心脏,在经历了如此多的折磨之后,恢复工作非常困难。在强
心药物的支持和一段时间的恢复后,心脏终于开始工作了。当我离开医
院时,我们预定的饭店早就关门了。

接下来几天,患者恢复得很快,我与我的团队都为这一惊人的结果感
到无比兴奋。但是医院管理层却不太高兴,他们看待这件事的角度与我们
不同。就管理者而言,整个事件中最独特、最不光彩是,在著名的皇家帕普
沃思医院,一名经验丰富的外科主任在手术中把患者给点着了,这是绝不
应该发生的。

2015 年 3 月,英国国家医疗服务体系（NHS）公布了一份"Never
Events"（永不事件）清单。这个清单中列出的是 NHS 认为永远不应该在健
康防护和治疗中发生的事。其中包括可怕的和不可想象的事件,例如,
Never Events 1:手术对象错误——举个例子,切除了健康的肾,却将患病
的肾保留下来;或者手术没有差错,但把患者弄混了。这些极不应该发生
的灾难虽然极其少见,但确实会发生,而一旦发生,就会进行彻底的调查,
也意味着有人要倒大霉了。有趣的是,这个"Never Events"中还有一个第
10 条:通过保护性较差的窗户坠落(见第 4 章)。好吧,与这次火灾事件最
接近的是清单中的第 14 条。该条目为"患者烫伤",定义为患者被用于清

洁或洗澡的水烫伤,但这又明确排除了被用于清洗以外目的的水烫伤(如茶壶或者热水瓶里的水)。我努力地说服我们的临床管理团队,我把患者点着了这事根本算不上"Never Events",也不值得进行大规模调查,因为这次事件第一没涉及水,第二也没给患者洗澡。但这个说辞对管理层的同事来说没什么用, 他们坚持开展了对此事故的全面调查并提出了几条建议,旨在杜绝此类事件在将来再次发生。当然,他们做的是对的。

同时, 患者也从手术和火灾的不幸遭遇中迅速地康复了过来, 几天后,他困惑地发现这种新颖的"火焰脱毛美容术"让自己的阴毛全没了。我们坦白地向他详细解释了这一事件, 并指出如果他愿意的话完全可以起诉我们,但他对我们的最终治疗结果很满意,并没有这么做。

第 15 章

锁孔手术与创新

在这本书的其他章节我讲过两位微创冠状动脉搭桥患者的故事。手术后这两位患者都出现了严重的并发症，然而这两个病例出现问题并不是因为采取了微创的方法，其他任何方式的冠状动脉搭桥手术都可能出现同样的问题。实际上，只要保证选对合适的患者，术者又有足够的能力胜任手术，微创手术便可带来不同凡响的效果，患者也会对于手术结果与术后恢复速度感到十分满意。但有时情况并非总是如此。

我第一次尝试做微创搭桥手术有点儿冒险。那次手术我担着很大的风险，患者更是如此。我仍然清楚地记得那是 1996 年的圣诞节，整个假期我都在值班。皇家帕普沃思医院里节日氛围很浓：圣诞树到处都是，很多医生和护士在工作时也都带着亮闪闪的节日装饰品。每年的那个时候，医院通常都会挤满不同紧急程度的等待手术的患者，那段时间气氛很平和，大家相互祝贺，然后为那些不能出院回家等待手术档期的急症患者进行手术。那些来就诊的患者中有许多老年人，有的病情很严重。当全国人民都在忙着用丰盛的食物、饮品，以及无聊的电视节目来一起庆祝一个时尚的圣诞节时，皇家帕普沃思心脏手术团队的关注点可不在这里。

我们任务中较困难的一项就是要将患者按病情的轻重缓急排序，让那些最危重的患者优先接受手术。只要手术室有空位，重症监护室有床位，我们就不能休息。在这些患者中，有一个相对年轻的心绞痛患者，他的病情比较麻烦,来不及等待择期手术。检查显示他有一根左前降支完全梗堵,这是位于心脏前面的最重要的一支冠状动脉。虽然这种情况不会威胁患者的生命,但是我们最好还是先把他治好再让他回家。

　　几周前我碰巧参加了一个心脏外科的国际会议。会议里很多临床和科研报告都是陈词滥调,没什么大意思,这也是常有的事。但是有一个人的演讲吸引了我的注意——瓦拉瓦努尔·苏布兰马尼安医生,一位纽约的心外科医生。他在会议上介绍了他的单纯左前降支冠状动脉搭桥新方法——"锁孔"技术:他在患者胸前壁肋间隙做一个小切口,然后将左乳内动脉绕过堵塞处后连接至左前降支,手术过程中心脏保持跳动。他的手术方法不用劈开胸骨,不用接心肺机,也不用让心脏停止跳动。他用这一方法治疗了一批患者,结果非常好。在我看来,这个新方法简单而有吸引力,当时我就在想,哪天我也可以试一下。当我在平安夜看到那个年轻人时,我突然意识到,他将是这种微创手术或所谓的"锁孔"技术的理想人选。

　　我先和他讲了冠状动脉搭桥手术的益处与风险,他欣然同意接受手术,因为心绞痛搞得他很烦,他也想早点回归正常生活。然后我又和他提了这个微创方法,尽管我之前根本没做过。的确,在过去,多数的外科训练都可被归纳为:看一例,做一例,教一例。但是你会赞同飞行员也这么训练吗?

我也对患者说了实话,告诉他我甚至连看都没看过这个手术,更不用说亲自做了,但我补充说,我听了纽约一位外科医生关于手术过程的演讲,看起来并没有那么难。我向他保证说不会让他承担任何额外的风险,我还保证如果我们术中遇到一丁点儿问题就会立刻转回到常规的开胸手术方式。我对他说,如果他还有担心或不确定,我们会立刻放弃这个想法,直接采取常规手术方式。他的回答让我很惊讶:他非常乐意做一只"小白鼠",并且好像比我还要热衷于微创手术的发展前景。

手术时间定在星期日。我跟手术团队说今天我们要尝试搞一点新玩意儿,然后带着些许对未知的恐惧,洗好手、戴好无菌手套。我做好"锁孔"切口,先将乳内动脉从胸壁上游离下来,然后将心包打开,冠状动脉就在眼前,看得见也摸得着。尽管没有让心脏停搏,但将乳内动脉吻合到冠状动脉上的时间不超过 12 分钟,一气呵成!今天我们可以在一些特殊装置的帮助下更轻松地完成这个手术,比如心脏稳定器和心尖吸引装置,这些装置可以让心脏在跳动时仍然保持吻合处相对静止。现在我们还有二氧化碳吹雾器,可以通过吹散阻碍视线的血液为手术者提供更清晰的术野。而在当时,这些东西我一样都没有,因为那时它们还没被发明出来呢,我们只用了那些最基础的手术器械就完成了手术。缝合好伤口,手术就完成了。患者很快就康复了,3 天之后健康地回家了。他挺激动的,当然我更高兴。我决定继续做这种手术,在退休前的 20 年里把这种技术随时提供给适合这个手术并对"锁孔"手术感兴趣的患者。

说实话,第一次手术中我的好运气帮了我大忙。在过去的 20 年里,我做了大约 200 台这样的手术,效果非常好(当然也有效果不好的例子,我在本书的其他章节有详细的描述),但我绝对可以保证,没有任何一例手术像第一例那么简单。有些病例手术过程非常困难,要是我的第一例微创搭桥手术碰巧是这种不顺利的病例,那我在第一次尝试之后肯定就放弃了,之后也不会再试。实际上,1996 年我的那例手术是全英国第一例微创冠状动脉搭桥手术,我几乎没做什么准备就进行了尝试,这也得益于当时外科医生的高度临床自由,当时的医生可以做任何他们想做的事,相对来说没有什么监管,也没有人敢质疑他们。如果将当时的例子放到现在,我可能要接受严肃的院内调查,要是患者因此出了问题,我在皇家帕普沃思医院的饭碗可能就丢了,甚至可能失去我在医师协会的注册资格,再也不能行医了。

医疗创新是一个棘手的课题。每次对新事物的尝试都会伴随着潜在的风险,而且治疗方法越新颖,我们对其伴随风险的认知就越少。现在,新药在被用于临床之前,必须在最严格的观察下进行全面到令人难以置信的测试,从生物化学和药理学的研究到极尽翔实的动物实验,再到有限且严格的临床试用，整个过程中都要像猎鹰盯着猎物一般注视着每一个预料之内和预料之外可能出现的副作用。这一过程需要很多年，而这个受检验的新药可能第一步就过不了关，或者更糟，在最后一步前功尽弃。如果真是这样，投入研发和测试的数百万美元将付诸东流，研究人员又得回归起点，重新开始。因此，大多数新药在投入临床使用前都经过了近乎毁灭性的测试，而过去出现灾难性丑闻的大环境(如沙利度胺事件①)已经不复存在了。

在外科手术领域却不是这样。新外科技术的问题在于，很难有一个系统来跟踪和监控外科医生决定尝试的每一个新操作，这种操作的改变可能仅仅因为操作者觉得这是个好主意。一次外科手术由数百个步骤组成，主刀的外科医生可能会按自己的意愿修改手术步骤中的一个或多个步骤。毫无疑问，我们有能力并且愿意为患者"量身定做"手术，术式的改变可能非常有用，有时这种随机应变的情况甚至能挽救生命。大多数时候，

①沙利度胺事件：沙利度胺是德国 20 世纪 50 年代的一款镇静催眠剂，原产自瑞士 Ciba 药厂。当德国的格兰泰集团合成了沙利度胺后，发现它竟然对中枢系统有镇静作用。于是 1957 年，格兰泰集团打着"无任何毒副作用"的旗号向欧洲市场投放这款镇静剂，其商品名就叫"反应停"。而真正让它大火的还是因为当时商品著名的广告语——"孕妇的理想选择"。厂商声称此药可以治疗晨吐、恶心等妊娠反应，并且没有任何副作用，在当时可谓是孕妇的福音，引起了德国国内孕妇的疯狂抢购。自 1967 年起，德国出现了近万例畸形儿，他们四肢很小，脚趾从臀部长了出来，样子就像海豹，被称为"海豹肢"，胳膊则像鱼鳍。

我们给患者提供的是久经考验的成熟手术方式,但是,有时我们又必须有创造力,但很少会以一种激进的方式进行创新。这种创新可以帮助患者,但有时也会给他们带来很大的伤害,甚至失去生命。幸运的是,大多数外科医生是很理性的,就算要创新,也要在合理范围之内,但不是所有人都这样。

毫无疑问,心脏外科的很多巨大进步都建立在使患者生命处于危险边缘的基础上。在 50 年前,这虽然不可取,但可以原谅。毕竟,这些患者的生活质量与寿命受到心脏病的严重限制,他们绝望且别无选择,或是接受手术或是面对死亡。心脏外科刚出现时, 它的服务人群就是这样一类患者。考虑到这一点,我们也就可以理解为什么外科医生会冒着巨大的风险进行一些"尝试":这是患者们可能活下去的唯一选择。

因此, 当查尔斯·贝利[2]穿过半个费城去做他当天的第二个二尖瓣手

②查尔斯·贝利:费城哈尼曼大学医院心脏外科医生,世界第一例二尖瓣狭窄闭式分离手术的成功完成者。1945 年至 1948 年,贝利完成 3 例二尖瓣狭窄闭式分离手术,均手术失败,致患者死亡,从而遭到了相当多的指责,甚至被警告说,如果继续如此他将被吊销行医资格。为了改变这一被动的窘境,他于 1948 年 6 月 10 日在费城另外两家医院又分别预约了两名手术患者,上午的一位在费城总医院手术,下午的一位在主教医院手术。不幸的是,在费城总医院进行手术的第 4 例患者,刚麻醉好就因心脏停搏而死亡。濒临崩溃的贝利敏感地意识到,如果消息传出,那么主教医院那台手术肯定会被叫停,他和助手一不做,二不休,火速穿过半个费城赶到主教医院开始了当天的第二台手术,终获成功。这位患者在术后又活了 38 年。

术时,他的脸上写满了浮躁。手术被特别安排在另一家医院,这样官方就不会因为他早上第一台手术失败导致患者死亡而阻止他进行这一台手术。他那一代的许多心脏外科医生都具有创新精神和高度自信,这种特质也体现在其他先驱身上:俄罗斯的瓦西里·科列索夫进行了世界第一例冠状动脉搭桥手术,南非的克里斯蒂安·巴纳德实施了世界首例心脏移植手术,美国的妮娜·斯塔尔·布劳恩瓦尔德开展了世界第一例二尖瓣置换术……当然,每一次这些辉煌的成功光环下又都隐藏着无数灾难性的事故,导致患者残疾甚至死亡,但是这些患者确实患有严重的心脏病,不接受手术也难免一死。

现在,心脏手术技术经过长期的发展已经非常成熟且安全,想要开展一个创新性的手术就必须要证明这些改良会实质性地提高临床结果,即在现有基础上能做出显著的改善,从而使风险承担变得合情合理。对于许多有创新精神的外科医生来说,尤其是那些身上携带着前辈们创新与自信基因的人来说,这是一个困扰,同样,这对患者来说也是一个问题。

意大利著名的胸外科医生保罗·马奇亚里尼最近对气管置换的新方法进行了深入研究。气管是很重要的器官,是空气进入肺部的重要管道,气管狭窄会使我们习以为常的呼吸变成一场可怕的噩梦,气管阻塞会导致窒息死亡。这也是当食物误入气管时我们要使用海姆立克手法进行急救的原因。虽然导致气管狭窄的疾病和肿瘤很少，但确实存在。气管狭窄最常见的原因是气管内导管放置时间过长导致瘢痕形成，常发生于重大事故或重病后在重症监护室长期接受治疗的患者。

我们可以用人工替代品替换身体的许多部位：从心脏的瓣膜、动脉到髋、膝关节。这些部位都位于体内的干净、无菌的环境中，是相对安全的人造移植物替换部位。这也是我们没法做人造气管置换的原因：包裹气管的是干净的人体组织，而气管内部因为暴露于我们呼吸带来的空气和细菌中，所以是不干净的环境。这意味着如果进行气管置换，人造气管连接处会暴露在有细菌的环境中。当我们的机体免疫系统发现健康组织中有细菌入侵时，会在第一时间出动去消灭来犯者。但如果细菌感染发生在与活体组织相连的异物中，那结局非常可怕：不管免疫系统多么努力，它的细胞和抗体都无法到达人造置换物的角落和缝隙。实际上，任何植入物发生感染的标准治疗方法都是尽快将该植入物移除，这样免疫系统就有机会抵抗感染。

马奇亚里尼决定用塑料人造气管代替气管。他认为，将塑料管浸泡在充满干细胞的骨髓提取物中，会在其上形成一层活组织涂层，这种涂层会使人造气管更接近活组织，从而保护人造气管免受感染。他可能没有用足够严格的方法来检验这个理论，后来被指控伪造论文结果，或者至少在并发症方面没将真相讲述完整。尽管如此，他还是在著名的期刊上发表了论文"证明"该方法的成功，并在斯德哥尔摩世界著名的卡罗林斯卡研究所耳鼻喉科担任了新的职务，享有世界级行业先驱和奇迹创造者的美誉。

他进行了一些手术，早期看起来效果还算不错。广泛的气管置换手术需要使用心脏外科的体外循环机的支持，于是他就去心脏外科借助体外循环机做了两例广泛气管置换手术，两位患者都死了。心外科主任，我的好朋友乌尔夫·洛克万德便立刻阻止了他，并禁止他在心外科再做这类手术。

真相慢慢显现，经过几次调查，结果发现马奇亚里尼在全球许多国家尝试过这种手术，其中大多数患者悲惨地死去，而极少数幸存者生活质量也极差。他和他不幸的患者的故事后来被英国广播公司拍成了纪录片，看起来令人痛心。

马奇亚里尼是胸外科专业，这和心脏外科是一对姐妹花，和他类似的一些过激行为也可以在我的专业领域看到，可能在其他外科领域也存在。在外科领域，最吸引外科医生（和公众）的创新之一就是小切口手术，即所谓的锁孔手术或微创手术。心脏外科也不例外，近年来，有许多创新旨在通过小切口完成心脏手术。当然,这是可以做到的,全世界许多心脏外科医生都做得很出色。问题是,作为一种外科技术,微创心脏手术确实具有较强的吸引力,但是,很多医生在热衷于开展微创心脏手术时,谨慎已经被抛到了脑后。

二尖瓣修复术就是被改良为微创切口的一种心脏手术。传统方法中,我们将胸骨切开进入胸腔,接入心肺机,阻断主动脉,将心脏从全身循环中独立出去,然后将左心房打开,显露出二尖瓣,再对其进行评估、测试,发现其病变所在,随后用各种方法进行修复。这种手术很容易成功,而且实用,死亡率是所有心脏手术中最低的——远低于 1%。二尖瓣修复术是一个非常成熟和有效的手术,因此很难再对其改进。

在微创二尖瓣修复术中,我们通过特殊的气管内插管使患者的右肺塌陷,以便通过置于右胸的胸腔镜直视心脏。通过股动静脉接入体外循环机。在胸壁做几处小切口,以插入手术所需的腔镜、长柄器械及加长的主动脉钳来阻断主动脉,隔离心脏与全身的循环,然后开始手术的关键部分——使用加长器械进行二尖瓣修复。此方法唯一微创的一点就是没有胸壁长切口,除此之外的创伤都与传统手术相当,甚至更大。然而,我们知道这样做是可行的,那么什么会造成伤害呢?只有当你过分自负时,伤害才会发生。

很明显,使用有限的通道、腔镜和超长器械进行二尖瓣修复肯定比开放入路和直视下修复花费更多的时间。一个理智的外科医生在第一次尝试或在早期实践中,应该要有时间意识,因为二尖瓣手术只能在心脏脱离血液循环的状态下进行。一旦主动脉被钳子阻断,心脏就开始因缺氧而缓慢死亡。当然,我们可以通过注入低温保护液来尽可能地减缓这一过程,但并不能永远地保护心脏。心脏缺血时间越短,功能恢复得就越好。很少有心脏能在 4 个小时的缺氧期后自行恢复正常功能,这时大多需要药物或机器来帮助心脏恢复,而有的心脏可能根本无法恢复了。

这意味着,在进行微创二尖瓣修复时,如果手术开始一段时间后,感觉修复很困难,手术看起来还要花很长时间的话,明智的外科医生应该立即做出决断,改变策略,用常规开胸的方法进行手术,这样你的患者能平安地活到明天。第二天谦虚地向患者承认不得不放弃微创手术这一事实,而唯一受伤的只是你的自尊心。不幸的是,有的外科医生不是这样。他们的自负、傲慢和冷酷无情,让他们在微创手术中遇到极大困难后,仍选择继续将微创手术进行到底。在英国,在世界各地,都经常可以听到这样一些传言:一个年轻的生命因为心脏缺氧时间长达 10 小时而死在手术台上。有的医生因为这样的事故失去了工作,但还有一些却逍遥法外。而最令人不安的是,如果当初选择了传统的手术方式,这些患者应该仍然可以好好地活着。

此类事故为我们敲响了警钟，它提醒我们所有人，我们工作的重点是帮助患者提高生活质量，延长患者的生命。成功、名声、财富这些只不过是我们努力工作带来的附属品，不应该成为我们追求的目标。如果你准备接受一次微创心脏手术，首先你要确定你的主刀医生对此有丰富的经验，其次你要确认是在一家管理机制健全的医院里看病，而且，这家医院有拿得出来的翔实临床数据。你还应该告诉主刀医生你觉得你的生命比切口的大小更重要，鼓励他在手术看起来不太顺利时及时转换治疗策略，不要将你的心脏和生命置于危险之中。

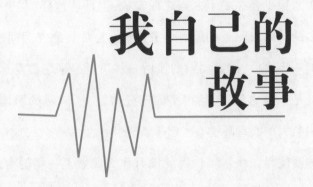

第 16章

我自己的
故事

正如我所说,星期一是我最繁忙的工作日。我可能会连续进行 3 台手术,有时没有 3 台也起码有两台,而其中至少有一台是大手术。星期一的手术很少会在晚上 8 点之前完成,但即使这样,我也会在回家后留出足够多的时间去附近的健身房锻炼。从表面上看,在手术室里经过漫长而艰苦的一天之后,你需要做的最后一件事就是来场健身运动。外科手术毋庸置疑是个体力活,包括很多固定姿势站立,大量的肌肉紧张,有时还伴随着相当大的心理压力。这意味着外科医生常常会一瘸一拐地离开手术台,身体僵硬得像块木板,因此没有什么比做上一些健身运动更能放松僵硬的肌肉和清除心理上的压力了。

我和同事史蒂夫·拉奇通常会在星期一晚上尽量抽出时间去健身房。在这期间,我们会讨论最近的病例,研究手术思路和医院政策,在我们觉得拯救了"世界"之后,通常还会去光顾一家非常棒的剑桥传统酒吧——金斯敦·阿姆斯,点一品脱斋普尔淡色艾尔啤酒和一个分量很足的汉堡,当然这完全抵消了一次健身运动所取得的所有成果。

对于像我这样一个天生懒惰的人来说,有氧运动那单调乏味的过程足以令我头脑麻木、灵魂毁灭,但是用 Rufus 编译器编译的,刊登在《卫报》上的字谜游戏(通常是在星期一刊登)却奇迹般地让原本必须持续 20 分钟的有氧运动一眨眼就过去了。交叉训练健身器有一个大屏幕,上面显示了各种各样有关你的速度、力量、倾斜度、燃烧的卡路里、运动时长、心率等必不可少的信息，我对所有这些神乎其神的电子数据都没有兴趣。对我来说屏幕的最大优点就是它的大小足以当个大书架来用，可以舒适地把报纸摊在上面(明智地折叠在字谜游戏页面上)，在它的下方正好有个浅的搁架，可以放上一支笔。这就是交叉训练健身器是我最喜欢的有氧运动设备的原因。

因此，我和史蒂夫，在相邻的交叉训练器上，各自研究着一份当日《卫报》的字谜游戏，报纸搁在训练器的屏幕上，遮盖住了大部分显示的心血管数据。当最后一分钟"嘀嘀嗒嗒"响起的时候，我决定加快速度，没有什么特别的原因，就因为我知道训练马上就要结束了。当我加快速度时，胸口开始出现一种相当不舒服的感觉。我没当回事，但是，它不依不饶，而且情况变得更糟。20 分钟已经到了，机器及时地指示我慢慢停下来，我照办了，不到一分钟，不适感就消失了。尽管如此，我还是有点担心，所以我决定延长这次有氧训练时间，并再次加大运动强度，正如我担心的那样，这种不适感又回来了。这时，史蒂夫已经向重量机走去，并随口说了一句，如果我不马上同步，我们将会错过金斯敦·阿姆斯酒吧的最后点餐时间。我渐渐放慢了脚步，不适感立即得到了缓解。当我最后一次加速时，不适感又出现了。只要我一加速就会令一切变得非常不愉快，于是我停了下来。

整个过程就是关于心绞痛的经典教科书描述。

我是个"否认大师"，因此我什么也没对史蒂夫说。在干掉两品脱斋普尔啤酒和一个芝士汉堡后，我便正确看待了这一切。毕竟，某个原因会引起一次胸部不适，这也是千载难逢的吧？我感觉我已经完全恢复了，并且很快就把这事忘得一干二净，直到下一次健身的时候，我才又一次想起。出于无聊的好奇心，我逼自己又尝试了一下，这次更糟糕，在锻炼强度较低的情况下，胸闷的感觉就出现了。第二天，当我骑着自行车沿着一个非常缓和的斜坡往上走时，胸口的不适感又来了。我意识到了问题的严重性。那天晚上，我对弗兰说，我想我是得了心绞痛，并且似乎情况变得越来越糟。

我们进行了理智的探讨，最后一致商定，现在要做的就是寻求帮助。我决定尽快与彼得·斯科菲尔德谈谈，他是我的好朋友，也是皇家帕普沃思医院的一位出色的、值得信赖的心脏病专家。

第二天晚上，当我爬楼梯到一半的时候，发生了心绞痛，我真的吓坏了。有一种类型的心绞痛，其严重程度会在极短的时间内急剧增加，被称为"不稳定型"心绞痛。除非采取了某些措施，否则发作的时候随时可能会引起急性心肌梗死。次日清晨，我在走廊上逮住了彼得，他提议我下午去他的诊室，正式地做一次诊断。

是的,他后来说,这就是不稳定型心绞痛!是的,需要立刻检查!他解释说,这可能只是冠状动脉单支病变,在这种情况下,可以用支架解决它。或者也有可能是影响所有冠状动脉的、更危险的疾病,在这种情况下,就需要进行手术(我们的老朋友 CABG)。他建议我先做个 CT 扫描,因为如果是冠状动脉单支病变,可以接着做冠状动脉造影检查,如果合适,可以立即"着手"进行支架植入术。他还建议,根据 CT 表现,我不妨提前选择好给我做冠状动脉搭桥术的外科医生,以防万一。

该死的,这不该发生在我身上!这些事原本是我对其他人做的!除非脑子坏了,否则我绝对不想从一个外科医生的角色转换成一个患者。

彼得让我开始服用一些抗心绞痛的药物和两种大剂量的"抗血小板"药物。不稳定型心绞痛通常意味着冠状动脉壁上的斑块不稳定且处于破裂过程中。当血液中的血小板粘在破裂斑块的原始区域时,会形成一个小的血凝块,当这个血凝块生长时会完全阻塞动脉,从而引发急性心肌梗死。抗血小板药物,如阿司匹林和其他一些药物,可以降低这种风险。我开始服用这些药物,并竭力将这一切抛在脑后。毕竟,有真正的患者要看,有很多手术要做,"否认大师"的力量又发挥作用了。

那天晚上,我接到了我们放射科医生迪帕的电话,她问我星期一干些什么。

"3 台手术,迪帕,怎么了？"

"哦,"她说,"彼得要您做个 CT 检查。听起来星期一对您来说将是忙碌的一天。我们科室将对您提早开放,7 点钟来放射科吧。"

事到如今,我"否认大师"的力量已经不够用了,这一切在真实地发生。

那天是一个阳光明媚的星期一,有点儿冷,早上 6 点半,我骑摩托车到达皇家帕普沃思医院。当我走进放射科空无一人的候诊室时,一张大海报映入眼帘,海报上是一位身穿白大褂、打着领结的医生,他双眼泛着同情的目光,正对着办公桌另一边的一位中年女性患者和蔼可亲地微笑着。当我意识到海报中的医生就是我时,我愣了一会儿,然后才恍然大悟！几周前,医院以我的形象看起来"值得信赖"为借口,要我为拍这样一幅公益照片摆个造型。我翻出了一条旧领结完成了这张专业摄影后,很快就忘得一干二净了。当我正读着海报的标题——"皇家帕普沃思医院给您个性化的贴心关怀"时,迪帕出现了,她亲切地指导我爬上 CT 扫描仪的工作台。

"为此,你需要放松点。"她告诉我,"如果你的脉搏超过每分钟 80 次,

CT 图像就会模糊。"

"没问题,迪帕,"我兴高采烈地回答,"我很健康,我定期去健身房,因此我的静息脉搏频率每分钟应该不会超过 60 次。"

她给我接上了心电监护仪,显示我的脉搏频率稳定在每分钟 56 次。

"很好,"她说,"现在,第一遍扫描将在冠状动脉中寻找钙化斑块。如果没有,你就不太可能是冠心病。一旦发现有钙化斑块,我们将集中在病变的区域做详细的第二遍扫描,第一遍应该很快。"

然后,她走出房间以保护自己免受辐射,并通过铅玻璃屏幕后面的对讲机和我说话。机器飞快地运转起来,躺在检查台上的我被慢慢地移到 CT 扫描仪中。第一遍扫描确实非常快,当我从扫描仪中出来时,我立即在位于房间角落里的显示屏上看到了图像:我的冠状动脉中几乎到处都充满了亮晶晶的白色钙化斑块,就像一棵装饰华丽的圣诞树。

迪帕再次进入房间,这次她手里挥舞着一个大号注射器。

"这是干什么?"我问。

"这是一种静脉注射的 β 受体阻滞剂,可减缓你的心率。"她回答,"当在屏幕上看到你的心率上升到 130 的时候使用。"

适当使用 β 受体阻滞剂，能使 CT 扫描继续进行，这时我突然意识到自从 30 岁出头、我的第一个儿子出生以来，我压根就没有立过遗嘱。我现在得冠心病了，这可能会要了我的命，我得把一切都安排妥当。一年前，我突然意识到，我已为 NHS 工作了 30 个年头了，在这整整 30 年里，我还没有请过一天病假。当 30 周年纪念日临近时，我开始莫名其妙地担心自己会染上某种可怕的瘟疫或其他可怕的疾病，从而毁掉我迄今为止完美的健康记录。然而纪念日来了又去了，我还是一如既往地保持着健康。现在我这个胆小鬼该请病假回家歇息了吗？都是因为我那糟糕的心脏病家族史，以及我每天要抽 20 支吉塔恩牌香烟的坏习惯。直到 30 多岁时，我还无比享受吞云吐雾的乐趣，这显然让我付出了代价。哦，天呐！我真想在这一刻点燃一支吉塔恩香烟！

扫描完成，迪帕建议我去她的办公室看影像。是的，从影像上看，我的冠状动脉有很多钙化斑块。但是除了左前降支有狭窄之外，大多数的钙化斑块似乎都只是贴在动脉壁上，并没有阻塞血流。当然，左前降支是最重要的一支冠状动脉，但我只有一支冠状动脉有问题——至少 CT 扫描看上去是这样的。

彼得·斯科菲尔德同意迪帕的发现，并提议为了进一步明确诊断，在接下来的星期四进行冠状动脉造影和支架植入。他对这些钙化斑块不太满意，认为可能需要在斑块上钻一些孔才能使支架进入，显然这将是一个困难的过程，并且会降低成功率。正因为如此，他也反复建议我再去找外科医生谈谈，以防万一。我也已经考虑到这个问题，并几乎当场就决定了，在有需要时请戴维·詹金斯给我做搭桥手术。戴维做过的冠状动脉搭桥手术并不太多，但他总是充满敬意地对待每台手术。而且他是一位谨慎的外科医生，讨厌冒险——有点像我，至少我是这么认为的。我去了他的办公室。

"戴维，我想请你帮个忙。"我说，"下星期四我可能要植入一个冠状动脉支架，拜托你在我接受造影检查时去导管手术室，如果到时需要做冠状动脉搭桥手术，请你帮我做好吗？"

戴维本来就白净的威尔士肤色变得更苍白了。

"哦，好的，当然可以。"他回答。

我向他道了谢，然后去了外科手术室，开始了我当天 3 台手术中的第一台。后来，我感到开心多了，因为我遇到了一个不可逃避的难题，但是已经找到了正确的解决途径;更重要的是,那天晚上我爬了3层楼梯才引发了心绞痛,而不是只爬了一层,至少情况没有变得更糟。

接下来的星期四,我休了病假,这样一来,我的完美健康记录彻底被抹掉了。

必须承认,此时作为一个患者住进自己工作的医院是个非常奇怪的经历。角色转换并不困难,但显然会非常引人注目。尽管,我尽了最大的努力使自己成为一个温顺听话的模范患者,并按照所有指示去做,但我观察到护士们对我敬而远之,那位年轻的实习生在为我抽血化验、查看病史和同意书的时候明显地感到非常紧张。办理完手续和验血后,除了等待,几乎无事可做,我甚至有个念头——是否能迅速穿过走廊溜回自己办公室,利用这段时间来处理一些患者的出院小结和术后管理事项。

医院里知道我住院的人不多,但那些知道的人都来我病房和我打招呼,我的爱人弗兰坐在我的床边,给予我精神上的支持。当我被推进心脏导管室进行血管造影检查的时候,我尽量装作镇定自若。

彼得聪明机灵,办事效率高,他肯定做过了至少成千上万次的血管造影和数千次支架植入手术,包括最近广为宣传的为爱丁堡公爵菲利普亲王做的支架植入手术。针头刺入我的股动脉，一根导丝穿过针头并向上推送至心脏。然后，沿导丝将造影导管跟进到左冠状动脉和右冠状动脉的开口位置，随后注入造影剂，我可以在遍布房间的各种监视器上看到图像被清晰、实时地显示出来。

除了喜悦还是喜悦：右冠状动脉和左回旋支动脉看上去非常干净。在左前降支，发现一个斑块破裂形成的伤口使动脉变狭窄，但狭窄率不超过20%——几乎没有变窄。显然问题已在自行解决中，抗血小板药物已经溶解了血凝块，或至少阻止了血凝块的生长，破裂形成的伤口会随着时间的推移而愈合，也许会留下一点点狭窄，但非常轻微。

彼得脱下口罩和手套，笑着说："我想我们可以不去管它。"

我兴高采烈地表示同意，心里感到如释重负。为了充分利用我的首次病假，仅仅两个小时后，弗兰和我就已经在附近乡村的一家美食酒吧的花园里开酒庆祝了。

此后，心绞痛持续缓慢好转，不过也花了将近两年时间才完全消失。当我骑自行车上山或在健身房锻炼时，我仍然总是提防它。我现在也明白一个事实：我患有冠心病，就像我们这一代的许多男人和女人一样。有一天,心绞痛可能会随着病情的发展而复发。亲身经历了这个过程,我对我的那些患有心绞痛的患者有了更多的同情和理解,尤其是当他们被告知诊断结果时,他们会感到深度的焦虑和担忧。我也知道,如果我确实需要安装支架或者进行冠状动脉搭桥手术,我不会为此而欣喜若狂,但我会心甘情愿地去做。如果我活得足够长,那只是迟早的问题。

了解业内消息有时会让人感到恐惧,矛盾的是,有时也可以令人非常安心。

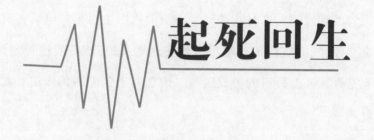

第 17 章

起死回生

此刻我刚刚从心脏病病房回到办公室。

25 分钟前，我刚给自己泡了杯咖啡，正准备坐在办公桌旁，评估一些患者的转诊信，这时我接到了心脏内科医生打来的电话："有个患者心跳突然停止，心脏停搏抢救小组也在这里，很可能需要进行急诊外科手术，您是今天心脏外科的值班医生，请您马上到患者的床边和我们一起抢救好吗？"

我丢下了手头的工作，立即奔向病房，看到了一个令人震惊的充满戏剧性但又非常熟悉的场景：一张床的周围全都拉上了布帘，一个由医生、护士和其他专业人员组成的超过 12 人的团队，围在床边。墙上的心电监护仪显示患者心跳已经停止。一位护士正把双手放在患者的胸部用力地进行心脏按压，每分钟按压约 100 次。麻醉师正在往一根已经插在患者气道里的插管中输入 100% 浓度的氧气。其他人则各自忙着使用除颤器、急救药物、监护仪和其他用于心脏停搏抢救必需的设备。医院的病床不是很适合用来做心脏按压，因为床垫太软且容易受到压力而变形，所以整个床垫在每次按压时都会移动和弯曲。

那么这又是一个怎样的故事呢？他是一位 57 岁的男性，患有主动脉瓣狭窄（主动脉瓣是位于心脏出口的阀门，所有心脏射向身体的血液都必须经过此处)。直到最近他一直都感觉很好,没有人知道他的心脏实际上已经产生问题。然而,在过去的两周里,他呼吸变得越来越急促。几天前,他被送进附近的一家医院,诊断结论为主动脉瓣狭窄。然后,他被转诊到皇家帕普沃思医院,这样我们就可以完成他的手术前检查并制订手术计划:做冠状动脉造影检查他的冠状动脉,以排查是否合并冠心病,然后更换他患病的主动脉瓣,他带着这个计划回家等待住院安排。不幸的是,昨天他开始出现心绞痛,因此他被当地医院作为急诊患者再次收治入院。今天早上,病情进一步恶化,当地医院用一辆救护车将他送到了皇家帕普沃思医院,到达病房几分钟后,他的心脏就突然停止跳动了。

如果你患有主动脉瓣狭窄,只要感觉良好,那就是相对安全的,因为这意味着心脏还能对狭窄的瓣膜进行很好的代偿。当你因心绞痛和阵发性眩晕而变得呼吸困难时,就意味着心脏已经达到承受的极限,无法再产生推送血液通过狭窄的心脏瓣膜所需的力量。当这种情况发生时,你将面临真正的危险——猝死。所以此时,如果你想活得更长久,就需要尽快更换患病的心脏瓣膜。

确切地说,这是一例发生在医院病房里的由主动脉瓣狭窄引发的猝死。如果发生在医院外,那么现在一切都结束了,下一件事就是筹划他的葬礼。但是它就在这儿发生了，我们正竭尽全力让患者的心脏重新跳动。试图在主动脉瓣狭窄时复苏一个已经停跳的心脏通常是不成功的，因为阻塞的瓣膜仍卡在那儿，如果它糟糕到足以导致心脏停搏，则很难期待心脏功能在受到停搏的打击后，并且瓣膜阻塞没有解除的状态下，可以顺利恢复跳动，但这总是值得一试。

心脏按压还在继续进行。一个成年人，心脏通常每分钟泵出5升血液。当心脏停止跳动时，进行心脏按压的人会通过压迫胸部以挤压心脏，或在胸腔打开的情况下直接用一只手或两只手挤压心脏，来让心脏尽可能多地泵出血液。这是一个让人精疲力竭的工作，并且使人认识到心脏是个多么神奇的器官——一生都在如此大量地不间断地泵血，日复一日，年复一年。

大约10分钟后，第一位进行心脏按压的男护士又热、又累，汗流浃背，于是第二位护士接手，让他喘口气。很遗憾，但也在意料之中，单纯的心脏复苏对他根本不起作用，心脏依然保持静止。已经过去了20分钟，心脏功能没有一点恢复的迹象。如果是在一家综合医院，心脏停搏抢救小组的负责人现在会停下来问："还有人觉得继续进行心肺复苏有意义吗？"一些人可能会保持沉默，但大多数团队成员要么说不，要么只是摇头。然后负责人会宣布死亡时间，并停止复苏。有人会去通知家属，其他人则会准备将尸体移送到太平间。

但是皇家帕普沃思医院是一家心脏专科医院，我们拥有综合医院所没有的设备和专家。ECMO 机器就是这样一种设备。ECMO 的全称是"体外膜肺氧合"，本质上是一台紧凑且可移动的心肺机。它可以延长心脏停搏、呼吸骤停或两者兼而有之的患者的生命。

我们要做的是将两根粗管子插入患者体内，一根在大静脉，另一根在大动脉。然后，我们将这些管道连接到血泵和氧合器上，启动机器，血管中的静脉血液被吸入机器，在其中被氧合并变成鲜红色，然后由血泵提供动力，将氧合的血液泵入动脉，为大脑和身体提供氧气和养分。心脏和肺因此可以暂时被代替，患者可以暂时存活，直到导致心脏停搏的因素得以修复。

患者还年轻，他的心脏问题可以通过手术解决。因此，我们派人去推 ECMO 机器。我们有重症监护医生，即使在患者心脏停搏这样令人绝望的处境下，他们也能很熟练地操作和连接机器。他们其中一位洗手上手术台，给外科医生当助手，两个人一起配合，几分钟之内放置好管道并进行连接——这并不是件容易的差事，当一位患者被以每分钟100 次的速度剧烈按压胸部的时候，患者、其胸部、病床都不停地上下移动，就像在一个蹦蹦床上。

　　管道连接好后，ECMO 机器立即开始运行，血液循环恢复，心脏按压就不再需要了。患者被转移到重症监护病房，等他的身体在经历了心脏停搏大约 30 分钟的损伤后重新恢复，我们便开始计划在随后的一两天内给他更换主动脉瓣膜，甚至有较大的概率让他在经历过这一切后幸存下来。我们待会儿再来聊他。

　　心脏停搏是最糟糕的医疗事件，没有之一。毕竟，这意味着死亡。每个急症医院都有心脏停搏抢救小组或叫作"危机"抢救小组，并且每一位在重症监护室工作的人员都有能力在患者的心脏停搏后实施心肺复苏。然而抢救生存率很低，只有不到 1/4 的患者能活着出院，但 1/4 总比零强。在心脏专科医院中，生存率更高一些，大约为 1/2，所以确实值得为此付出所有努力。这其中的原因有两个：首先，心脏手术后发生心脏停搏的患者一般都有可治愈的原因，例如，可以通过再次手术来解决心脏手术后的并发症。其次，心脏专科医院可以做到所有抢救设备和人员 24 小时随时待命，因此我们处于有利的地位，确保有最大的机会，让停止的心脏重新恢复跳动。

　　有时，当我们的某位住院患者在心脏手术后意外地发生心脏停搏时，我们只进行几分钟的心肺复苏,如果心脏没有良好地恢复跳动,我们会立即采取"拉起来就跑"的策略:立即将患者转移到手术室(同时在途中继续进行心脏按压),重新打开胸腔,将心脏连接到心肺机上。这使得血液循环重新恢复,并给我们(和患者)一个喘息的机会,我们也迫切需要一些时间来查找为什么会发生心脏停搏,如果找到了原因,则尝试通过外科手术来解决它。在皇家帕普沃思医院,每年我们都会经历十余次"拉起来就跑"事件,其中约有一半患者能够幸存下来,并顺利出院。再强调一遍,1/2 总比零好。

有时,心脏手术后数小时,患者会在 ICU(重症监护室)发生心脏停搏。如果立即对他进行心肺复苏却没有效果,可以"拉起来就跑",我们通常会这样做。有时没有机会采取这种策略,要么是因为手术室在平时的工作日里人满为患,要么是因为手术室空无一人,所有员工都已经下班回家了。碰到这种情况时,我们不能坐等,就在 ICU 打开胸腔进行抢救。

许多年前,我为诺福克郡的一位农场主针对他那令人烦恼的心绞痛实施了冠状动脉搭桥术。他唯一的危险因素是已 80 岁高龄。手术操作很容易,也很顺利,在术后恢复期间,没有人预料到他会出现任何麻烦。但是在一个深夜,我接到了来自 ICU 护士的可怕电话,这意味着住院医生已经忙到没有时间给我打电话了。"患者心脏停搏!对心肺复苏没有反应!"当护士给我打电话时,雷扎医生正迅速地在 ICU 病床边打开患者的胸腔。我立即要求调集手术团队并迅速赶往医院。

我胡乱穿好衣服,花了 30 分钟开车赶到医院。当我到达时,雷扎已经打开胸腔并进行心内按压,他用右手挤压和充盈心脏的方式以保持多少有些心脏射血。等我洗好手登上手术台时,雷扎的右手已经累得痉挛了,我接手继续按压心脏。又按压了半小时,手术团队到齐了,然后又花了一段时间才准备好手术设备。这时,我按压心脏的手也已经累坏了,但这并没有得到值班麻醉师的同情,他牢骚满腹,不停地絮叨:"这完全是在浪费时间""他 80 岁了""他永远不会活着离开医院"……

我们送患者到达手术室,连接上体外循环机,这才让雷扎和我已筋疲力尽的右手得以解放。几分钟后,心脏恢复了跳动。我们检查了所有的搭桥血管,它们的状态都很好,我们耸了耸肩膀,重新关闭了胸腔。患者在 10 天后出院回家,10 年后,我参加了他的 90 岁生日聚会。

目前,想要提高心脏外科手术的效果还需要很多努力。总体而言,英国的心脏开胸手术死亡率在 2% 左右,其中包括针对危重患者和老年人所做的许多紧急而复杂的手术。我们在提高和精炼手术技术方面,已经取得了很大的进展,并且掌握了如何在外科手术操作过程中更好地保护好心脏功能。我们还非常努力地完善我们的系统,追求精益求精,以降低在手术室内外发生人为失误的可能性。尽管如此,令人讨厌的可怕的并发症仍旧会在接受过心脏手术的患者身上发生。而下一步可能需要改进的地方就是当这样的事情发生的时候,医院应当有能力和意愿,把患者从鬼门关里拯救回来。我相信,我们在皇家帕普沃思医院能够表现得如此出色的原因之一是,我们确实有能力和意愿为了患者而加倍努力,当诸如心脏停搏等灾难(虽然不常见,但不可避免地会发生)出现时,我们希望能把患者从死亡边缘拉回来。

当心脏停搏发生在医院外,在家中、在马路上或在公共场所,确实令人恐惧。即使旁观者发现了心脏停搏的患者,并知晓如何进行心肺复苏和心脏按压,并且在等待救护车时立即开始付诸实施,也仅有 1/10 的人会活着离开医院,这使我想起了约翰·基冈。

我这里谈论的不是著名的军事历史学家约翰·基冈,而是和他同名同姓的我的邻居,他经营着一家制造工业餐饮设备的公司。我曾经取笑他的工作是"香肠制造生意"。他是一个可爱且善于交际的人,有十足的幽默感,60 岁的人内心还如孩子般充满童真,经常打板球、在自家的车道上玩轮滑、制作飞机模型。我的小儿子拉姆齐经常在周末去敲他家的门,问约翰的妻子莫琳是否"允许约翰出来玩"。约翰每天大约要吸 80 支烟,经常用一支烟的烟蒂点燃另一支烟。

一天傍晚,在经历了一整天漫长的手术之后,我坐在电视机前边喝啤酒边看晚间新闻。突然之间,屋子外面传来一阵伴随着喊叫和哭号的嘈杂声,因此我很不情愿地站起身来去查看。我打开后门,发现莫琳正在我们的共用车道上歇斯底里。

"约翰出事了!"她说。

我穿过车道向他们家跑去,莫琳说,他是在厨房里,突然倒在桌子上,没有心跳了。我试图从莫琳那里了解他这种状态持续了多久,但她心急如焚,以至于说不出个所以然。

我必须在什么都不做让他死亡,或立即开始心脏复苏之间迅速做出抉择,如果成功的话,最后可能出现的风险是约翰还活着,但会有严重的脑损伤。因为心脏停搏5分钟以上,大脑就死亡了。在电光石火之间,我还是决定给他一个机会。

莫琳仍旧像只没头的苍蝇一样在旁边六神无主,我对她大喊:"赶紧叫救护车,告诉她们住址,给接线员打电话时要明确地使用'心脏停搏'这个词。"然后,我将约翰从桌子上挪到地板上,开始进行心脏按压。

厨房里电视仍旧开着，并正在大声播放一个烦人的推销广告。有点强迫症的我正在衡量暂时停止心脏按压去关闭电视是否人道，因为遥控器不在我触手可及的范围内。这时，一则特别令人恼火的厕所清洁剂广告响起了，我忍无可忍，暂时停止了复苏，起身走向电视机，将其调至静音然后重新开始心脏按压。

莫琳回到房间，略微平静了一些。她打了电话，救护车正在路上。我让她走到外面，站在车道尽头，等救护车一到，就请医护人员带上除颤器，然后带他们来厨房。大约 15 分钟后，当我仍然在厨房地板上进行胸部按压时，我看到了闪烁着的蓝色灯光从大厅的门里照射进来，急救护理员带着着除颤器走了过来。

"他心脏停搏。"我说，"如果是心室颤动，唯一的机会就是给他电击除颤。我们现在连接除颤器，如果是，就对他进行电击。"

"你是何方高人？"一位急救员问道。

"等一下，"另一位说，"我认识你。"然后对他的同事说，"他是医生纳西夫先生。他上周为我送到皇家帕普沃思医院的急诊患者做了主动脉夹层手术。"

我们连接了除颤器。果然是心室颤动！可以通过电击治疗。我们进行了一次电击，心跳立即恢复。几秒钟后，约翰开始呼吸了。虽然呼吸短促、不规则，但是哪里有呼吸，哪里就有生命。我们用担架将他抬上救护车，朝着仅 1.6 千米之外的一家医院疾驰而去。

一个小时后，我觉得我最好去了解一下他的状况，并且我仍然非常担心他可能已经遭受持续性脑损伤。我开车去医院，走进冠心病监护室，迎接我的是一声大叫："你这个家伙！你把我的肋骨压断了一半！但是我知道你住在我隔壁总有一天会很有用。"

约翰坐在床上微笑着。后来，他在皇家帕普沃思医院接受了检查，发现仅有一条左冠状动脉分支的分支变窄，该分支的意义不大，尽管有阻塞，心脏仍可以正常工作。但是他那次小小的心脏病发作，造成了几乎致命的暂时性心室颤动。

不知何故，约翰抽了成千上万支香烟，但这对他的冠状动脉只有微小的影响。然而，这种微堵塞所带来的后果还是敲响了警钟。这足以让约翰彻底戒掉了香烟，转让了公司，然后退休去了英格兰北部。在这样做之前，他试图向人寿保险公司索赔。他在电话里对倒霉的保险理赔员说："我打电话给你，是想索赔几个星期前'去世的我'的人寿保险。"理赔员一头雾水,不知道该如何处理这一独特的索赔,只好将此事提交给了他的经理,后者非常聪明,要求提供死亡证明。当然,约翰无法提供这份文件,因此索赔不成功。

那么关于那个用 ECMO 抢救的 57 岁男人呢?他现在在家。在使用 ECMO 两天后,我的同事史蒂夫·拉奇为他更换了主动脉瓣膜,并搭了两根血管桥。他继续缓慢而稳步地恢复,不管怎样,至少在那半个多小时里,他已真正到鬼门关走了一遭。

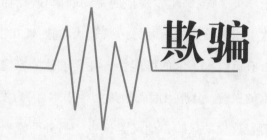

第 18 章

欺骗

　　几年前,一位 80 多岁的老人来向我咨询。20 多年前,他因为冠心病在另一家医院接受了冠状动脉搭桥术。手术效果良好,但多年后,像很多老年人一样,医生发现他的主动脉瓣狭窄,而且冠心病也有恶化。在第一次手术时没有病变的另一条冠状动脉,现在也堵塞了。他迫切地想知道是否有第二次手术的可能性, 并要求他的家庭医生将他转诊到第一次做手术的医院。但那家医院拒绝为他手术,因为没有人认为以他这样的高龄值得冒这样的风险。他又尝试去了另外两家医院,结果同样令人失望,最后他来到了皇家帕普沃思医院。

　　当我见到他时,他是一个身材瘦削、精神矍铄、精力充沛、思路清晰的老人。我听了他对呼吸困难的抱怨,向他解释说,进行第二次搭桥加换瓣的手术,风险是巨大的,而且在他这个年纪,这样的手术不太可能真的延长他的寿命。事实上,这个手术可能会让他的生命戛然而止,因此我不建议他做这个手术,除非他的症状非常严重,对他的生活质量影响很大。

　　然后,我详细询问了他的症状和严重程度,他重复道:自己唯一的问题就是活动后胸闷。我问他多大的运动量会导致他呼吸困难,他说,如果他试图快步走上几千米或上坡时,就会喘不上气。我告诉他,很多健康的老人在 80 岁时,能够快步走上 3 千米已经非常开心了,我不认为这对他的生活质量影响很大。他回答说:"你不明白,我是个山地徒步爱好者,我嗜之如命。如果我不能登山，我真的不想活了，我一点也不在乎您所说的风险，现在您是要把我治好，还是不治？"

当然，在那轮交流之后，我给他做了手术。由于他的年龄和手术的复杂性，他在医院多待了几天，回家时状态很好。几周后，我收到了他寄来的明信片，是一张他站在德比郡山顶上的照片，还附有简短的留言以表达他的感激之情。那张明信片让我高兴坏了，也正是这类事情让我觉得一切付出都是值得的。

有时，作为外科专业招聘会的一部分，我会给剑桥的医学生们提供就业指导。在此类活动中，代表各个专科的外科医生都掏出了他们压箱底的宝贝，并给学生们做简短的演讲，希望能吸引和招募最聪明、最优秀的学生加入他们的专科。轮到我讲述心脏外科手术时，我尽量实话实说。我打破了一些虚构的传说，例如"心脏外科竞争异常激烈，很难在这个专业成功立足"，事实并非如此。它可能比某些专业更具竞争性，但是对于任何一位有抱负的医生来说，只要愿意付出努力和时间，他的理想都是可以实现的。我还揭穿了一个谎言，说这是一个濒临消亡的专业，因为据说，心内科医生很快就能使用导管和 X 射线机来完成本来只有我们外科医生用手术刀在手术室里才能做到的一切，情况不是这样。心内科医生们可能已经摸索出了一些更精简的步骤，但是，严重、复杂的心脏病，最终还得通过开胸手术来解决。我还记得,我第一次听到心内科医生宣称心脏外科是"垂死的专业",是在 20 多年前。在此期间,心脏外科手术的数量和诊治范围不断扩大,因此,用马克·吐温的话来说,"关于其即将死亡的传说被严重夸大了"。我还驳斥了这样一个观点:要想成为一名成功的心脏外科医生,你必须具有灵巧非凡的双手。其实,你不需要。只要是十指健全的人,都可以学会心脏外科医生所需的技能。有时我会被问到是否已经为自己的双手买了保险,我当然没有,如果我要为对我的职业生涯至关重要的某个身体部位购买一份保险的话,那将是我的大脑而不是我的双手。

这些传说的破灭颇为鼓舞人心,为了平衡起见,我也告诉了他们一些令人沮丧的事情:心脏外科医生并不富裕,他们虽不贫穷,也不会为养家糊口而苦苦挣扎,但是他们的收入比其他一些外科和专科医生相差甚远。在酒吧里遇到陌生人时可能会吹嘘这是一个很有魅力的职业,但是外科系统中收入高的是那些手术短、平、快的专业的医生。相比之下,一位心脏外科医生的常态是:一台心脏手术需要 4 小时或更长时间,一般一天仅能完成两台手术,这不可能赚大钱。我还告诉他们心脏外科医生对患者没完没了的承诺和无尽的责任,以及一旦患者发生并发症所带来的忧虑,如果这些并发症在术后几小时后发生,这将极大地破坏心脏外科医生的社交聚会和家庭生活。在心脏外科,不管外科医生是否值班,当他回家后,对患者的责任都没有结束。对于我们负责的患者,我们随时待命。

心脏外科的另一个基本特征是人们经常意识不到的:它几乎不"切除"。许多外科专业通过切除问题所在的某个身体部位来解决问题。事实上,一个众所周知的普通外科学格言是"有疑问,就切除!"这种情况比你想象得更为普遍,远远超出了因为坏疽而截肢的明显例子。想想阑尾、胆囊和静脉曲张,它们占了普通外科手术的大部分,在这些手术中,有问题的部分被简单地切除。外加所有的脚趾甲、各种肿块的手术,以及几乎所有的癌症手术。实际上,在我接受培训时,良性胃溃疡的标准手术方式是切除胃的一部分。如果是十二指肠溃疡,当外科医生发现十二指肠不容易切除的情况下,就把胃的一部分切除(这表面上是为了减少导致溃疡的酸性物质的产生,但现在我们知道事情要比这复杂得多,并且我们已经有治疗溃疡的药物,效果比过去任何手术都好)。普通外科、神经外科和其他大部分外科专业仍然常常"切除"。然而心脏外科手术则根本不可能:你无法切除心脏(除非用某种东西代替心脏),所以你只能通过实施血管旁路移植(搭桥)、修复或更换有缺陷的瓣膜等手段来治疗。我(和其他许多人)认为,这个专业"重建"的特性非常具有吸引力。

心脏外科真正出色的地方在于至关重要的两个方面:首先,在医学上没有另一个专业能比它做得更好。我们绝大多数患者手术后自我感觉好多了,最初促使他们去求医的症状会消失。超过90%的冠心病患者在手术后,心绞痛完全消失。呼吸困难得到显著改善的患者比例同样很大。患者恢复了正常的生活质量,患病的心脏不再限制他们的活动、影响他们的生活。但这还不是全部,如果说心脏手术在帮助人们获得更好感觉方面是有效的,那么在它能够延长生命方面就更是如此。大多数心脏疾病不仅让人难以忍受,还会缩短寿命。对多数人来说,一个成功的心脏手术会使生命大大延长,反之也有少数人因一个不成功的手术而导致生命突然缩短。延长的生存年限和缩短的生存年限正负相抵后,实际结果是一个巨大的正值,因此该专业在提高生命质量和延长生命长度方面,都可以使患者收获颇丰的成果,从这个意义上说,没有哪个医学领域能与之媲美。也正因为如此,我想我从来没有在结束一天漫长的手术回到家后会这样认为:好吧,那是白白浪费时间。

第二个方面是,对心外科医生的奖励和惩罚都是立竿见影的,并且它们直接关系到手术质量的好坏。总的来说,除了少数例外和突发的情况,在为特定患者选择手术时,决策水平的高低、操作水平的好坏、患者的依从性和康复程度之间,都是紧密联系的。在这个专业中,"切得好,缝得好,做得好"的格言在很大程度上是正确的。

所有这一切意味着,心脏外科手术是一份回报丰厚的工作,尽管这不是金钱上的富足,但在其他很多方面都是富有和丰饶的。有什么理由不喜欢这个专业呢?我的一位已经退休的同事约翰·沃尔沃克很喜欢重复这句口头禅:我们心脏外科医生是如此幸运,因为我们的工作实际上是极少数的"拿着薪水找乐子"的职业之一。我不确定我是否完全同意他的观点,即"找乐子"是不是对我们所做工作的最佳概括,但我从没有过一分钟的怀疑,这的确是个巨大的快乐源泉,而且为更多的人做很多好事所带来的满足感是很难被替代的。

在我几十年的职业生涯中,我在培训项目中遇到过的外科实习生肯定有成百上千名。有些人天生就是做心脏外科手术的料,而有些人从事心脏外科工作是被强加的。还有一些人则在理性地、系统地研究了所有的医学和外科专业后,才做出明智的决定,把心脏外科作为他们的职业选择。这些实习生和我定期指导的医学生经常会问我一些问题,例如,何时、如何,以及为什么决定当一名心脏外科医生。其他人则想知道有什么机缘巧合让一个在贝鲁特长大的巴勒斯坦男孩最终成为一位剑桥心脏外科医生。我当然不是生来就有这种使命感,我也从来不是依据事实而做出明智的决定。事实上,我成为一名心脏外科医生根本就是一系列偶然的意外,并且是在完全无知的情况下做出的"愚蠢"决定。

　　我家大多数人都从事学院、教育或哲学工作，他们当中没有一个是医生。我是在贝鲁特长大的，中学的时候理工科成绩还算不错，但是除了一些与科学有少许联系的，如工程学，我不知道读大学时应该学什么专业。当时我正准备去拉夫堡的一所一流学院学习物理、数学和应用数学，因为这似乎可以为我的职业抱负提供一个良好的基础，尽管这个抱负很模糊。正在这时我患上了一种罕见的肺炎，在几个晚上的高热和出现幻觉之后，我的父母和家庭医生开始担心，让我住进了医院。

　　这家医院是贝鲁特的美国大学医院，有一幢耀眼的现代建筑，令人羡慕地坐落在大学校园旁边，从那里可以俯瞰地中海。我被安排住在9楼的一个单人病房，透过落地玻璃窗可以欣赏到美妙的海景。到达病房几个小时后，我就退烧了，感觉也好多了，但是主治医生让我在医院又住了4天，同时我的胸部X线片上显示肺部病灶也有所改善，因此，我在医院度过了愉快的4天，感觉很不错，并开始观察起医院的环境。

　　照顾我的护士很漂亮，金发碧眼，充满活力。一群医学生来到我床边，给我的肺部听诊。我觉得他们很有魅力，很有吸引力，而且看上去非常快乐。我一定是这个楼层的患者中，他们唯一的同龄人，因为他们在咖啡时间和午休时间都喜欢来我的房间。我们聊了很多，几乎成了朋友。我不禁浮想联翩：医院里有这样一群年轻人，他们正尽情享受着自己的工作，而且在他们的陪伴下,我也感到非常舒适自在。我还觉得他们穿着白大褂看起来超级酷,还有最重要的一点,我有点不好意思说出口,那就是我真的很喜欢摆弄电动病床上那些能移动、倾斜和调整的按钮,它们精致而且高科技,还有带遥控器的超大彩色电视机(在当时那是一种新奇玩意儿)。这些更让我下定了决心:忘记工程学吧,我决定成为一位医生! 而这个决定完全是基于一位漂亮的护士姐姐、一群外表酷酷的医学生、一张可以躺着欣赏海景的电动病床和一台电视机。

我来到了拉夫堡学院,为了满足医学院的要求,我立即从应用数学系转到化学系。我和学院的另一位优等生共用一间很小的房间。他来自中国香港,大部分时间流连于伦敦的股票市场,很少来上课,也很少回到我们的小蜗居,这让人松了一口气,因为这房间的大小勉强够我一个人住。更要命的是,没有地方可以存放食物,也没有烹饪设施。外出就餐很快让我在经济上捉襟见肘,我简单算了一下,如果我仅买炸鱼薯条①吃,我会在一周内把一个月的零花钱都挥霍掉, 而如果改变饮食结构的话,花钱速度会更快。我必须想出一个能在家里吃得更便宜点儿的办法,于是我决定买一些面包和橄榄油。我去了几家商店和超市,试图找到一些

---

①炸鱼薯条:英国"国菜",是将去了鱼刺和骨头的鱼,切成片后裹上面糊,然后油炸,同时配有炸薯条,吃的时候还会配上不同口味的调味酱,是英国非常普遍的街边小吃,号称英国的"国民美食"。

橄榄油,所有售货员都用茫然困惑的眼神瞪着我。最后,他们中的一人指着街对面的一家大商店说:"我想他们那里可能会有。"我穿过马路,走进他说的那家商店后,立刻意识到,这是一个极不可能储存任何橄榄油的地方。但我仍然问他们是否有,并被指引到一个特别狭长的通道。果然,它就被摆放在那儿:一个价格昂贵的小瓶子,里面装有少量的淡色橄榄油,勉强可以淋上一份沙拉,标签上还附有使用说明,教你如何将油从瓶底向上挤出来,我才发现这里的橄榄油是作化妆品用的。商店名字叫Boots②。如今,英国的超市货架上摆满了几十种来自世界各地的既漂亮又富有特色的橄榄油,每当看到这些琳琅满目的产品时,多年前去Boots的情景总在我脑海中浮现。

在学院里,我的同学们是一群形形色色的人。有些人从普通的学校转学过来,希望在拉夫堡学院取得更好的 A level 课程成绩,这所学院注重高中阶段的学习成绩。其他一些人则是因以前的成绩不尽如人意而复读,尝试获得 A level 课程的机会,或者像我一样,来自国外,有明确的目标,就是学习 A level 课程,这样就可以进入一所英国的综合性大学。

在那个时候,医学院入学是非常传统、非常排外的。典型的医学院成

②Boots:博姿,英国排名第一的医药美妆零售连锁店,有着 150 多年的历史。

功申请者应该是一位上流社会的白种人男性，在一所著名的公立学校接受教育，最好是一位医生的儿子，并且这位医生也毕业于这个医学院。我毫不夸张：这些特征往往决定了谁成功、谁失败。然而，我对这一切一无所知，并天真地以为医学院的入学纯粹是看个人能力的。

一天早上，校长走进我们班，这只是该学院几十个 A level 班级之一。

"这儿有谁想进大学里学医吗？"他问。

全班半数以上的学生举手了。

"我有一些重要的信息要告诉你们。"他说，"如果我们整个年级的众多 A level 学生中，有一个，仅仅只有一个，能够在今年获得医学生面试的名额，那么我们这所学院将被认为是很幸运的——哦不，是非常幸运。换句话说，你们中任何一人得到医学院面试机会的概率都小于 1%。再想一想吧，请选择医学以外的其他专业！"

他扔下了那颗重磅炸弹之后，扬长而去。

我按时填好了大学入学申请表，按照班主任的指示，将 4 所大学列为医学专业的第一志愿，并增加了工程学作为垫底的后备选择。那一年，学院确实是"幸运的"：因为我就是那唯一一个被授予医学院面试资格的学生。我出现在了南安普顿大学③，但是我对它的制度、传统和要求一无所知。我穿着一套完全不合场景的时髦的棕色西装，搭配了一条宽得可笑的、图案迷幻的领带。留着齐肩的长发，看上去更像是一个申请夜总会DJ（音乐节目主持人）工作的人，而不是一个严肃而保守的未来的医生。我的面试官问了很多关于我为什么想成为一名医生的问题，并试图弄清楚我是否知道医学教育是什么。显而易见，我对医学知之甚少，更别提医学教育学了，对于英国国家医疗服务体系（NHS）更是一无所知。不用说，我没有在南安普顿大学获得入学资格。我回到了贝鲁特，进入了贝鲁特美国大学④，正是这所大学附属医院，那闪耀的建筑，让我转而从事了医疗事业。就在3年前，我曾在那里短暂住院。

在贝鲁特，该大学遵循美国的教育体系，把医学设置成研究生课程。有抱负的医学生必须顺利通过一个以"医学预科"为核心课程的学士学位课程，然后根据其在本科学习中的表现来竞争医学院的入学资格。除此之

③南安普顿大学：University of Southampton，建于1862年10月15日，主校区坐落于英国英格兰汉普郡南安普顿。世界百强名校，英国顶尖学府，英国皇家授勋大学，英国罗素大学成员，被公认为世界顶尖理工大学之一。
④贝鲁特美国大学：The American University of Beirut，始建于1866年，位于贝鲁特岬角北坡，是黎巴嫩和中东地区中师资、科研最强和影响力较大的综合性大学，享有"中东的哈佛"之称。

外，这所大学还有一个独特之处：所有本科生，包括我们这些"医学预科生"，都必须修读 4 个学期的文化研究课程，这门神秘的课程从星期二的一次讲座开始。由于整个年级的新生都在那儿，数百人挤在校园里最大的阶梯教室里，等待讲座开始，大家都有点不确定文化研究到底是什么。

一位名叫海因里希·莱菲尔的瑞士教授走向讲台，他穿着一身皱巴巴的亚麻西装，抽着刺鼻的烟斗，举着一本名为《吉尔伽美什史诗》⑤的书，给我们讲解。这是目前已知的有史以来的第一部文学作品，创作于 4000 多年前。他谈到了这本书在美索不达米亚的起源，强调了它的重要性，并给我们解读这本书的精髓。然后他要求我们立即阅读。星期四，我们就这个问题举行了一场讨论会。下一个星期一，他要求我们写一篇关于它的文章。然后第二个星期二，我们又成群结队地拥入同一个阶梯教室，听下一节讲座：前苏格拉底时代的哲学家们。接着重复阅读，讨论，写文章。然后再下个星期是苏格拉底，接着是柏拉图，然后是亚里士多德，再接着是圣·奥古斯丁、文艺复兴时期的作品，康德、黑格尔、卢梭、笛卡尔等，一路贯穿

---

⑤《吉尔伽美什史诗》：*The Epic of Gilgamesh*，又称基尔麦史诗，是目前已知世界最古老的英雄史诗，所述的历史时期据信在公元前 2700 年至公元前 2500 之间，比已知最早的写成文字的文学作品早 200~400 年。作品比较真实生动地反映了从原始公社制社会向奴隶制社会过渡时期的历史面貌，表现了古代两河流域居民的生活和斗争，无论在思想上和艺术上都取得了很大的成就。

人类文化的每一个重要的里程碑。到两年课程结束时,我不仅在医学院获得了一席之地,而且还接受了真正的文化教育。

第二年我开始学医,此时黎巴嫩内战爆发了。这个国家分裂成几个教派并发生政治分歧,这些都是动荡的和不可预测的,因此各个教派不断地相互结盟,并几乎与每一个派别对抗。这意味着大规模的暴力和杀戮,到处都是突然冒出来的路障。

在战争中的特殊时刻,如果无辜平民被认为是"敌人",他们会被立即枪杀。贝鲁特市被按照宗派分割,教派冲突和战斗在距离医学院仅几个街区的地方激烈地进行着。粮食和燃料短缺,供电和供水中断。有些狙击手随意地胡乱射击一通,我车上的两个弹孔就足以证明这一点。

在这场混乱中,我最在意的不是对内战本身的恐惧——一个人能够很快适应新环境并设法与之共处,这是很了不起的。我真正在乎的是一个更简单的问题:我花了3年的时间努力奋斗,经过激烈的竞争才获得一个医学院的名额,现在看来我所在的医学院正遭到战争的威胁和破坏,很可能被关闭。于是我开始申请转学去别处。我在每一个可以说英语的国家申请大学,总共申请了上百所。然而我收到了上百封拒绝信,后来我曾用它们来做我卧室的墙纸。最后,有两所大学表示同意:法国的蒙彼利埃大学和英国的布里斯托大学。蒙彼利埃大学希望我从零开始，而布里斯托大学认可我在贝鲁特第一学年的成绩，并接受我进入二年级。那就布里斯托大学吧。那么贝鲁特美国大学呢？好吧，尽管在其门口发生了激烈而血腥的战争，但它从未关闭过大门。当时和我一起上同一年级的小伙伴们坚持到了最后毕业，后来他们中的很多人都成为非常成功的医生。

1976 年那个美丽炎热的夏天，我来到布里斯托大学，参加了临床前课程的第二学期。在完成那年的讲座、实验室工作、显微镜课程之后，我们开始了第三年的学习，我终于可以看到真实的、活生生的患者了。我和医学院的一群学生被分配到皇家布里斯托医院 20 病区。终于可以以医生的身份有模有样地登场了。

我穿着一件浆得干净利落的白大褂走进病房，感觉很酷。那是一个传统的 NHS 南丁格尔病房：一个巨大的灰色病房，有两长排床。多雨的九月，灰蒙蒙的光线透过几扇窗户洒了进来。没有可以俯瞰地中海的既明亮又整洁的房间，没有电动床和彩色电视机，患者们根本没有一点儿魅力，护士们看上去很疲惫，还闻到一股尿骚味。突然间我觉得自己仓促和考虑不周地决定选择学医是有史以来最大的错误。现在这个可怕的环境会成为我生活的背景吗？哦，天呐！我究竟做了什么？

第二个意外是决定成为一名外科医生，而这是出于更愚蠢的原因。我在伦敦做过一段时间的外科"护理员"和实习医生,这是医院医疗团队中级别最低的职位。在我的许多工作中,主要管理的日常杂务是:就手术患者的复杂的医疗问题寻求内科医生的建议。从那时起,我想成为一名内科医生,我很讨厌不得不请外人来帮助解决我认为我们自己可以解决的医疗问题,但是我的外科医生上司们对这些问题并不感兴趣:他们只热衷于做手术,而将用药等细节问题留给内科专家。然而,更糟糕的是,每当我们要求内科医疗小组对一位手术患者进行会诊时,作为一位实习医生,我的职责就是陪同他们做检查,回答有关患者的问题并实施医疗小组推荐的治疗方案。

问题是,正如我所看到的,这些内科医疗小组的成员似乎手头都有很多时间。他们会成群结队地来到我们的外科病房:教授、讲师、主任医师、规培医生、住院医生、访问学者、实习医生和医科学生。他们像一个暴力团伙似的包围着这个倒霉的患者(还有更倒霉的外科手术护理员)并提出许多问题,接着开始探讨最新的研究进展,引用这个或那个杂志上的最新的热门文章,展开激烈的讨论。而作为一个忙碌的外科护理员,我几乎没有空闲的时间。当在忙得不可开交的外科病房里,有几十项临床工作被吆喝着要我紧急去处理的时候,我最不需要做的事情就是浪费时间去听他们那些毫不相干的絮絮叨叨。

看起来,当时引起内科医生们辩论的热门主题是:是否应该给使用利尿剂的患者补充钾。因为众所周知,这类药物会导致钾的流失。依我之见,这是拜占庭式的争论。谁在乎呢?常规地补钾,或不补钾,或仅在钾水平下降时才补充,这些似乎都是有效的选择,有什么值得大惊小怪的呢?但是一连好几个星期,每当我们征询一位内科医生的意见时,这一大群人又驾到了,并又为这个愚蠢的、无聊乏味的话题争论起来。我开始强烈地讨厌内科医生了。

有一天,我的外科上司要求我对我们的一名合并帕金森病的患者提出内科会诊申请。当我这么做时,我告诉自己,如果他们再提一次钾,我就不想再当一名内科医生了。"暴力团伙"又来了,聚集在床的周围。我尽我所能明确地请他们将讨论的重点放在帕金森病上,而他们只是语焉不详地告诉我要怎样去应付它,这时,他们中的一位讲师拿起一张药物治疗单。

他说:"我看到患者正在使用利尿剂。"

"啊!"教授说,"多么有趣!他正在接受钾的补充吗?因为今天早上的《柳叶刀》上有一篇论文表明……"这一刹那,我不再听他们胡说八道,并下定决心当一名外科医生。

　　我对从事什么外科专业没有任何头绪。除了需要用一生时间对着一个"孔洞"下功夫的专科,比如:耳鼻喉科、泌尿科、妇科和肛肠科,我对其他专业持开放的态度。直到几年后,当我在英格兰西南部的城市埃克塞特进行基础外科培训时,我跟随迈克·帕格列罗工作,他是一位有魅力的胸外科医生,专门从事肺和食管手术。尽管我相对缺乏经验,他还是允许我做一部分手术。我以为我决定成为一名胸外科医生,是因为我喜欢这个专业,而事实上,只是因为我喜欢迈克·帕格列罗。我告诉他我的决定,他非常支持我,但他告诉我,在英国,没有专门的胸外科培训,胸外科是心胸外科的一部分,我也必须接受心脏外科的培训,然后摒弃心脏这一部分,将精力集中在肺和食管。"好吧",我说,"心脏外科得有多难啊?"

　　决定从事外科作为我的事业意味着我必须成为皇家外科医师学会(RCS)的会员。在当时,医生资格是通过参加两部分考试获得的。初级考试从三门理论学科的多项选择题开始:解剖学、生理学、病理学。那些成绩相当不错的应试者可以继续进行初级考试的口试阶段。他们被问到更多的还是关于这三个主题的问题,需要使用解剖的尸体和布满灰尘的古老的病理标本罐来回答问题。初级考试都以基础医学为中心,与患者和手术的话题无关(对于有抱负的外科医生而言,这是超级无聊的)。

那段时间,我正按照一份隔天值班的值班表工作(现在这种频次是非法的),它让我没法认真学习。这意味着从星期一早上到星期二晚上,星期三早上到星期四晚上,星期五早上到下个星期一晚上,又从星期二早上到星期三晚上,以及星期四早上到星期五晚上不间断工作(偶尔短暂的小睡)。在这段艰难的时期之后,终于每两周有一个短暂的周末不用上班了。如果我和我的同事们都很明智的话,那么我们应该将这个宝贵的周末专心用于医生资格考试的学习上,并把前两周亏欠的睡眠补回来。但当时我们都不懂事,这两件事都没做。相反,大多数像我们这样的小医生,在辛苦工作两周之后,都把那个宝贵周末变成了尽情狂欢。这意味着我们在接下来的两个星期里,又像上两周那样疲惫不堪、睡眠不足。

当我参加初级考试时,我几乎没有复习,所以,参加了两次考试,都没有通过。我甚至连多项选择题部分都没通过。第三次,我勉强通过(刚及格),继续进入到口试部分。我绞尽脑汁地回答这些问题,用我有限的知识竭尽所能,努力给人传达一种印象:我实际上对人体解剖学多少有些熟悉的。然后我的考官将我带到一具解剖过的尸体旁,并指着一条位于肺和心脏之间通向横膈膜的神经,问我那是什么神经。这是一个相对简单的问题,我正确地回答了,那是膈神经(phrenic nerve)。然后他问我是否知道"phrenic"这个词的含义。我父亲曾学习过古典文学,也试图教我一些哲学和古希腊语,其中,phrenos 是头脑的意思,所以我再次回答正确。他又问,"它控制呼吸肌肉,即横膈膜,那么为什么要称呼它为膈神经呢?"我大声地回答:"也许希腊人认为这是一条由大脑控制内脏的神经。"我还聪明地将谈话转向柏拉图对人格和社会的划分。我的考官显然对我印象深刻。我们就希腊哲学进行了简短而生动的对话,在余下的考试中,他顺着解剖结构的顺序问了我一些简单得可笑的问题,比如:"那是什么?""肝脏,先生。""好极了。你真的读过柏拉图的《理想国》吗?""是的,先生。"从那一刻起,我再也没有出过错。最后我通过了考试,不是因为具备这门学科的专业知识,而是我在古典文学方面有一点基础(谢谢你,爸爸,还有我的贝鲁特大学),还因为我很幸运地遇到了这样一位考官,他非常欣赏我这些与考试毫不相干的学识。

在那时,远比知识更重要的是——"相貌堂堂"。来自伦敦周围各郡的身材高大、外表英俊、受过公立学校教育的橄榄球运动员往往准备不足也能轻易通过考试,相反,那些具有印度次大陆背景、身材矮小、缺乏运动的私立学校出来的人却可能会失败,尽管他们拥有所有必要的专业知识。女性尤其不容易进入这个并非精英阶层的职业。如今事情发生了变化,现在的考试以一种更加公平公正和管理良好的方式进行,采用了完整的流程,旨在防止出现不公平的歧视。回到过去,无论如何,我高大俊朗的外表形象确实发挥了重要作用。

当我通过初级考试时,我的解剖学知识少得可怜,事实上,直到今天,我所掌握的仍然是些支离破碎的知识,这很令人难堪。在贝鲁特大学的第一年,我们完成了手臂、胸部和腹部的解剖学。当我转到布里斯托大学直接读二年级的时候,我的同学们在他们一年级的时候就把手臂、腿部和胸部的解剖全部完成了。这意味着虽然我在两所医学院研修过解剖学课程,却从未看过腿部的解剖。有几次在医学课上,我漫不经心地寻思着,有一天,我真的必须、至少也要瞥一眼腿的解剖结构并设法学习一些基本的知识。不过,我总是优先去做一些更迫切需要完成的事情,其中既包括一些临床研究,也包括一些聚会、啤酒、字谜游戏和由我担任吉他手的摇滚乐队(虽然水平有点糟糕)。

几年后,我在伦敦教学医院做急诊外科医生,当时一位女士在人行道边上发生严重扭伤,她伸出疼痛的脚踝,我为她做了检查,发现她具有骨折的所有典型特征:肿胀、挫伤、触痛和一处绝对不该有的明显突出的角度。我要求进行了 X 线检查,上面非常清楚地显示骨折,于是我立即呼叫当天值班的骨科医生,并且对自己做出正确诊断感到非常高兴。

"你好,我是急诊外科医生,我这儿有一位骨折的女士。"我得意扬扬地说道。

"哪里？"他问。

"当然是在急救科。"

"不，我的意思是骨折在哪里？"

"在左腿。"

"在腿的哪里？"

"在脚踝。"

"你不明白，是吗？好吧，现在，仔细听我要问的问题：哪根——骨头——断了？"

骨科医生在一字一句地大喊大叫，就在这时，我突然意识到，我完全不知道它是哪根骨头，因为我从未研究过腿的解剖结构。随之而来的是几秒钟尴尬的沉默。

"嗯……嗯……你知道有两根长的吗？哦，好吧，就是这两根中比较细的那根断了。"

我不能完全记得他接下来使用的专业术语，但非常肯定的是包含了一些无比生动的咒骂。不管确切的措辞是什么，它们的潜台词无疑是"这家医院真的无可救药了！竟然在急诊外科里聘用这样一个十足的白痴！"

或诸如此类的意思。

通过初级考试(primary examination)大约一年后,我参加了最后的医生资格考试(final fellowship examination),仍旧是在隔天值班后,仍旧没有达到成为一位外科医生所需要的知识水平。当天参加最后口试的大约100 名应试者的编号为 200 至 299,那是个八月,在伦敦的英国皇家外科医师学会(RCS)那气势恢宏的中庭里,我们所有人都聚集在约翰·亨特⑥的雕像周围,等待"判决"。在看似无止境的等待之后,学院的工作人员终于慢吞吞地走了出来,站在那尊雄伟的雕像下面。我们都沉默了。他从口袋里掏出一张小纸片,开始宣读通过者的号码。

"227 号。"他正式宣布,同时有 27 张脸耷拉下来,这 27 个沮丧的人拖着他们可怜的双腿慢吞吞地离开了学院。他继续念号码,每宣布一个通过者,就有另一群人被淘汰出局,离开学院。他念到了我的号码,我又一次勉强通过,可能还是因为我"相貌堂堂"吧。最终,我们中只有十几位通过者留在了学院的中庭。他让我们在那里等着,然后走了出去。大约 15 分钟后,学院理事会的理事们佩戴着全套徽章出现了。他们穿着由红色和金色装饰的黑色礼服长袍,排成一列队伍,迈着庄重的步子缓缓地从我们面前

---

⑥约翰·亨特:John Hunter,英国外科学家、解剖学家。近代实验室外科学和解剖学的奠基人之一。

经过，朝着一个会议厅走去，工作人员再次出现，并示意我们这些通过者跟随他们一起走。我们成群结队地进入了大厅，门关上了。接下来我们每个人都喝了一小杯廉价的雪莉酒。大家说了些平淡无奇的客套话，大约15分钟后，理事们又庄严地走了出去。我现在已经是一名拥有皇家外科医师学会会员(FRCS)资格的正式的外科医生了！我和其他新获得FRCS资格的正式外科医生们一起跑去酒吧庆祝了一番。

综上所述，我就是通过这一系列基于最虚假的动机和几乎不相关的事件，做出了愚蠢的决定，误入歧途而成为一名外科医生的。经过5年的心胸外科培训，在做出了更不明智、更加随意的决定后，我成为一名心脏外科医生，但是我很高兴地说，我从未为自己选择的这个专业感到后悔过。

也许是由于我对自己的所作所为浑浑噩噩，所以在我走过的每一步中，我都感觉自己像个骗子。从成为一名医科学生，到成为一名合格的医生，再经过外科训练，以及心脏外科专科培训，最终成为高年资主任医师，我内心深处始终感到自己德不配位。

这种感觉是"冒名顶替综合征"⑦的公认特征,"冒名顶替综合征"是由两位美国临床心理学家波林·克兰斯和苏珊娜·艾米斯在 1978 年提出的。该综合征描述了一些成功人士无法接受和享受自己的成就,其特征之一就是一直担心被揭露为骗子。很大程度上,我也有。我时常对我那些超级自信的同事们感到敬畏,他们似乎总是无所不知,且乐于分享这些知识。他们总是知道自己在职业生涯中想要什么,并制订了明确的职业规划,表现得自己仿佛就是为这个工作而生的。相比之下,我总是充满自我怀疑,不确定我是否有足够的能力放任自己在那些无辜的患者身上恣意妄为,并确信我绝对不是为这份工作而生的。我心头总有一种挥之不去的感觉,觉得自己在某种程度上是个骗子,随着时间的推移,这种令人苦恼的感觉逐渐减少了。如果能说这是因为我获得了更多的知识和信心,那就太好了,但事实并非如此。这些年来,我渐渐地开始明白,即便是那些极度自信的人也绝不会知道所有的事情。在某种程度上,他们也是骗子,但是他们更善于隐藏这一点。我们医生也绝不是无所不知的,幸运的是,我们大多数人都能认识到自己的局限性,能够在自己缺乏知识的情况下努力寻求知识,当别人的专业知识可以帮助到我们和我们的患者

---

⑦冒名顶替综合征:Impostor Syndrome 系指成功成年人中, 有33%的人感觉自己的成功不是理所应得的。获取自信有时会很困难。这是美国佐治亚州立大学 (Georgia State University)的研究者通过调查发现的。

时，毫不犹豫地运用他人的专业知识，只要我们谦虚地接受这个事实，得过且过也挺好。

"冒名顶替综合征"意味着患者会选择放弃重要的职业机遇，从而对他们的财务和个人造成损失。

现在让我们切换到另一种欺骗：

如果你有梦想，又能不迷失自我；

如果你有神思，又不至于走火入魔；

如果在成功之中能不忘形于色，

在失败之后也勇于咀嚼苦果，

并看穿这两者欺骗的真相

…………

你是否能在无情的岁月中，

充分利用生命航程的分秒时光，

如果这一切真是这样，

那么，你的修养就会如天地般博大，

这时，我的孩子！你就是一位真正的勇者！

这是伟大的诗人约瑟夫·鲁德亚德·吉卜林[8]在他那首标题很简洁的诗歌《如果》中写的。据说,这是不列颠民族最喜爱的诗歌作品。在这首诗中,吉卜林倡导对成功和失败"这两个骗子"要无动于衷,对它们的发展漠不关心。他似乎在说,我们在面对成功和失败时,应该采取一种坚忍的、平和的方式,应该学会忽视它们,以使自己变得完全成熟和开明。

我不敢苟同。

成功和失败恰恰是激发我们、鼓舞我们并推动我们前进的重要因素。我们从中学习,为成功庆祝,为失败哀悼,我们的职业生涯在很大程度上就是在规避失败的同时,为取得成功而不懈努力。简而言之,它们是生命的组成部分。心脏外科手术处处充满了成功与失败,这种使命感是其他职业无法比拟的,成功带来的喜悦是无止境的,而失败带来的痛苦则是万丈深渊……

这些年来,随着我的职业生涯不断发展,成功的经验不断累积,我们

---

[8]约瑟夫·鲁德亚德·吉卜林:Joseph Rudyard Kipling(1865—1936 年),英国小说家、诗人,生于印度孟买。《如果》是他写给 12 岁儿子的一首励志诗,短短的一首诗,语言质朴,风格简约,平淡之中蕴含着深邃的哲理,令人久久回味。曾被译成 27 国语言作为学习的教材,许多人特别是青少年常以此勉励自己,激发前进的动力。如今,吉卜林的《如果》成了迈克尔·杰克逊的墓志铭。

现在为更多的年老及重症患者进行救治,开展越来越复杂和危险的手术,因此,这些成功的手术数量和规模随着时间的推移而稳步增加。然而,没有增加的,是应该随之而来的兴高采烈。恰恰相反,这种兴高采烈的程度正在缓慢且明显地减弱。或许这是由于随着时间的推移而积累的熟悉感和期望值提高的结果,也或许这仅仅是随着岁月的流逝而自然附带产生的结果,但我已不会再为一次极其复杂和危险的手术中获得成功而感到快乐。然而,偶然的失败所造成的痛苦在程度和影响上却没有改变。我想象在未来的某一天,如果目前的趋势还在继续发展,那时我可能会发现,成功的喜悦不再能弥补失败的痛苦,那么,也许纯粹是出于自私的原因,我将永远把手术刀丢弃。

但现在还不是时候。

聆听剑桥心脏外科大师的内心独白
一起探索心脏的奥秘

本书提供以下线上服务，可扫码获取

读者社群　读者入群可与书友分享阅读本书的心得体会。

推荐书单　便捷获取更多科普、心脏病学相关好书推荐。

读书笔记　随时随地记录阅读过程中的收获与感想。

扫码添加
智能阅读向导

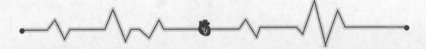